Noah Wa Noah

# Recouvrer santé et bien-être par le biais des plantes d'Afrique centrale.

# Préface.

Les plantes, bien qu'étant à vue d'œil inoffensives, regorgent de beaucoup de vertus médicinales. Elles nous nourrissent et peuvent nous soigner en cas de besoin.

La plante, dans toute sa cosmogonie, permet à l'homme à travers ses aptitudes curatives de rétablir sa santé. Ceci étant, pour ce faire, l'on doit respecter et appliquer les différents modes opératoires, ainsi que les posologies pour ressentir l'efficacité du traitement à base des plantes d'Afrique centrale.

Il n'est pas exclu que les plantes évoquées ici, se retrouvent dans les autres contrées Africaines sous d'autres appellations.

Nous suggérons donc aux potentiels candidats aux traitements de bien lire les noms des plantes, afin d'en reconnaitre un grand nombre.

<u>**Lexique de naturopathie**</u>

**Attention :**

Il peut arriver que la quantité de plantes à préparer ne soit pas indiquée, dans ce cas utiliser trois poignées légèrement serrées de plantes fraîches ou une poignée de plantes sèches, dans deux tasses d'eau et laisser infuser dix minutes à une heure.

**C'est quoi la décoction ?**

C'est l'opération qui consiste à faire bouillir dans un liquide des substances médicamenteuses. On peut faire bouillir la plante ou partie de plante, le plus souvent dans de l'eau ou dans du vin.
Ce mode de préparation convient surtout aux écorces, aux racines aux fruits et aux tiges. Laisser bouillir cinq à trente minutes selon les espèces de plantes puis filtrer. Préparer chaque jour une nouvelle décoction.

**C'est quoi la macération ?**

C'est l'opération qui consiste à laisser séjourner un solide dans un liquide qui se charge des principes solubles de ce solide. En d'autres termes, on met la plante en contact, à froid, avec un liquide quelconque (eau, vin, alcool, huile ou vinaigre). Le contact dure environ un mois.
La macération à l'eau rarement utilisée, ne doit pas excéder dix jours par crainte de la fermentation.

**C'est quoi la fumigation ?**

C'est l'opération qui consiste à exposer à des fumées médicinales le corps ou partie du corps. Ou encore, faire bouillir ou brûler les plantes pour utiliser les propriétés thérapeutiques des vapeurs ou des fumées produites. Le malade peut humer directement ces vapeurs ou ces fumées.

**Comment obtient-on une poudre de plante ?**

Pour cela, savoir que les plantes desséchées peuvent soit être entière, soit être avec quelques feuilles, les graines, les tiges, les racines ou les écorces. Ensuite tout ça broyé. La poudre obtenue est ensuite tamisée puis utilisée tel quel ou transformée en comprimés ou en gélules.

**Qu'est-ce qu'un cataplasme et comment l'obtenir ?**

C'est une compresse humide ou bouillie, épaisse que l'on applique sur une partie du corps comme agent thérapeutique. On peut le faire en préparant une pâte de farine ou de plantes râpées ou écrasées. On fait une espèce de coussin placé entre deux linges qu'on applique sur la partie malade. Ou bien on place sur  la peau, des préparations de consistance pâteuse ou molle.

## Qu'est-ce qu'une teinture et comment on l'obtient ?

C'est le fait d'obtenir une couleur dont un objet ou un liquide est imprégné. On procède par la macération de la plante sèche dans l'alcool. On utilise un gramme de plantes sèche pour obtenir cinq grammes de teinture.

## Comment récolter et conserver les plantes ?

Il faut d'abord savoir à quel moment les cueillir ?
On les cueille par un temps sec et chaud. Les plantes mouillées fermentent, moisissent et perdant ainsi leur valeur thérapeutique.
On peut les cueillir le matin mais aussi le soir avant la fraîcheur.
Il faut les cueillir dans un lieu peu fréquenté. Les plantes destinées à être séchées ne doivent pas être lavées. Il faut éviter de cueillir les plantes poussiéreuses, au bord des chemins ou près des champs cultivés, souillées peut- être par les engrais. Il faut choisir uniquement des plantes saines, il ne faut pas  mélanger les plantes de différentes espèces pendant la cueillette, mais les cueillir séparément  les mettre dans des sacs différents,  en papier ou en toile.
Prendre précaution de ne pas les entasser ou les  écraser.

## Qu'en est-il du séchage des plantes ?

Il doit se faire rapidement afin d'éviter  la fermentation et  l'altération de leurs principes actifs. Les plantes seront mises à sécher sur des claies à mailles fines. Vous pouvez également les suspendre en guirlandes, à l'aide d'un fil. Il faut sécher les plantes à l'ombre par temps chaud dans un endroit vaste et ventilé (grenier, grand hangar).
Au  séchage des racines seront épongées puis coupées en tranches en laniers ou fendues et mises à sécher au soleil ou au four.
Les tiges, les écorces et le bois  sécheront au soleil à l'air libre et sec ou encore au four doux.
-  Les feuilles et les plantes entières seront déposées sur des claies, à l'ombre, dans un endroit chaud et très  ventilé. Les feuilles seront débarrassées de leurs tiges.
- Les fleurs et les sommités fleuries seront déposées à l'ombre sur des claies à 20 – 25°c, en prenant la précaution de les recouvrir de papier.
- Les fruits charnus seront longuement séchés ou soleil ou à four doux.
- Les semences seront bien étalées sur une feuille de papier, à l'air libre et en remuant souvent.

## Que faire pour garder les plantes séchées ?

Il faut conservez les plantes séchées à l'abri de la lumière dans les boîtes ou locaux propres. Il faut les ranger soigneusement et séparément dans les boîtes portant le nom de la plante et la date de la cueillette.

Le lexique ainsi adossé, il est donc congru pour nous de passer aux recettes médicales.

## **<u>Première partie : traitements.</u>**

**Cas 1:**

**L'Anémie.**

**Traitements :**

❖ Mélanger la boisson tonic plus une tomate en boîte de conserve, plus du lait en boite.
Boire pendant trois jours.

❖ Piler les feuilles de manioc sans mettre de l'eau :
- Extraire le jus
- Boire un quart de litre (un verre) trois fois par jour.

❖ Lécher le cérumen

❖ Râper deux gousses de betteraves, mettre dans un litre d'eau fraîche, y ajouter deux fruits de pamplemousse. Boire trois verres par jour (matin, midi, soir).

❖ Faire le jus de  deux fruits de pamplemousse, y ajouter deux œufs. Mélanger et boire.

❖ Boire à jeun chaque jour le jus de carotte cru, jusqu'à la guérison.

❖ Boire chaque jour deux verres de jus de chou ou manger le chou cru jusqu'à la guérison.

❖ Consommer les feuilles d'épinard  en légume (bouillon).

❖ Boire chaque jour deux à trois verres de jus d'oranges.

❖ Consommer à volonté des avocats mûrs.

❖ Jeter deux poignées de feuilles tendres (15 feuilles), de patate douce dans deux verres d'eau bouillante. Laisser cuire quelques instants, consommer le tout.

❖ Préparer en décoction, en 15 minutes, dans 3 verres d'eau, 1 poignée de feuilles sèches de goyavier et boire.
❖ Boire la décoction d'une poignée de persil dans un litre d'eau.

❖ Mélanger œufs + pamplemousse + citron + vin.
Boire un à deux verres par jour. Supprimer le vin pour les enfants.

**Cas 2 :**

**Abcès – Furoncle.**

**Traitements :**

❖ Carotte.
Placer la carotte râpée au – dessus de la plaie en cataplasme. Faire la même chose avec les feuilles broyées.

**Arthrite.**

❖ Aloès verra. Boire le jus d'aloès verra, mélanger à l'eau et au miel.

❖ Roi des herbes + barbe de maïs + citron + coquilles d'œufs. Bouillir tout le mélange. Boire 1 verre matin et soir. Se masser le dos.

❖ Chou – Appliquer en 2 ou 3 épaisseurs sur l'abcès
      - Renouveler le pansement toutes les 4 heures
      - Laisser toute la nuit.

❖ Oignon chauffé sous les cendres et placer en cataplasme.

❖ Argile  placer le cataplasme épais pendant deux heures environ. Faire 4 à 6 cataplasmes par jour.

❖ Moringa  Placer en cataplasme, feuilles, racines et écorces pilées.

❖ Papayer (Fruit vert et fruit mûr)
Couper un morceau de la peau et appliquer sur l'abcès, et quand l'abcès est mûr, remplacer la peau par la papaye mûre. Couvrir avec la jeune feuille de bananier.
La papaye mûre suce le pu.

**Cas 3:**

**Accouchement difficile.**

❖ Laurier

Réduire les feuilles sèches en poudre. Délayer la poudre dans l'huile et étendre cette pâte en frictionnant légèrement entre les contractions.

* Tremper l'écorce (1 poignée) de kolatier dans de l'eau fraîche. Laisser fermenter pendant 12 h, prendre 1verre matin et soir, à partir du 7$^{eme}$ mois jusqu'à l'accouchement.

* Conserver dans la paume fermée de la main, 1 caillou jusqu'à l'hôpital, le laisser tomber avant l'entrée dans la salle d'accouchement.

## Cas 4:

**Allaitement :**

* Carotte : Boire 2 verres de jus tous les matins.

* Papayer : Faire cuire le fruit vert (250 g) pendant une heure dans deux litres d'eau, avec de la viande. Ajouter de l'eau si c'est nécessaire (57 g de viande), consommer pendant quelques jours.

* Patate douce (rouge) : Faire bouillir l'eau (2 verres) jeter 2 poignées de feuilles tendres dans l'eau bouillante, laisser bouillir quelques instants puis consommer tout.

* Moringa : Préparer en légumes ou en soupe et consommer.
  Mode de préparation : préparer la viande de la poule en ajoutant les feuilles vers la fin de la cuisson. Consommer.

* Persil (pour faire tarir le lait.) Froisser les feuilles et les appliquer sur les seins.

## Cas 5:

**Acné (maladie de la peau)**

Argile.

- ❖ Utiliser l'argile par voie interne, chaque matin, l'ayant préparée la veille. Mettre une cuillerée à café d'argile buvable dans ¾ de verre d'eau, laisser reposer toute la nuit et avaler le lendemain matin, après avoir remué la préparation.

- ❖ Appuyer 2 à 3 fois par semaine, sur l'acné, laisser sécher et laver 20 minutes après à l'eau propre. Frotter avec du jus de citron.

- ❖ Papaye mûre et citron.

Bien mélanger 3 cuillerées à soupe de papaye mûre et le jus de citron. Appliquer sur le visage, laisser 30 minutes, et laver à l'eau tiède.

- ❖ Tomate fruit vert : poser une tranche de tomate sur l'acné, laisser une demi-heure et laver.


**Cas 6:**


**Albuminurie (Affection caractérisée par la présence d'albumine dans les urines)**

- ❖ Citronnelle. Infuser 16 feuilles dans 1 litre d'eau, ajouter 12 morceaux de sucre. laisser reposer une demi-heure. boire un verre toutes les 3 heures pendant 10 jours.

Refaire le traitement pendant 10 jours chaque mois.

- ❖ Haricot vert. Boire un demi-verre de jus de gousses vertes par jour.

- ❖ Argile. Boire chaque jour pendant 10 à 20 jours une cuillerée à café d'argile dans 1 verre d'eau.

Alterner cataplasme d'argile froid avec application des feuilles de chou, une à deux fois par jour de 2 à 3 heures.


**Cas 7:**

**Alcoolisme (cas de désintoxication).**


- ❖ Persil + pamplemousse + orange.

Faire bouillir dans 1 litre d'eau, jusqu'à réduction de moitié, 50 grammes (3 poignées) de persil haché, pamplemousse et orange coupés en fines lamelles. Ajouter 12 morceaux de sucre.

- boire une cuillerée à soupe chaque matin à jeun.


   ❖ Préparer les graines de café grillées, en boisson sans sucre. Faire boire
     à  la personne intoxiquée.

**Cas 8:**

**Amibiase.**


   ❖ Petit piment : prendre matin et soir, cinq piments au maximum.

   ❖ Goyavier : froisser une poignée de jeunes feuilles, filtrer et boire.


Manguier : préparer faire bouillir 40 feuilles de manguier  ajouter le sucre ou
le miel et le sel dans 2 litres d'eau. Mélange : 8 morceaux de sucre ou 4
cuillerées de miel et 2 Cuillerées à café de sel.
Posologie : Adultes : demi verre toutes les 4 heures.
           Enfants 2 à 6 ans : un quart de verre toutes les 4 heures.

**Cas 9:**

**Angine (inflammation des amygdales).**


   ❖ Eau salée :

Un quart de verre d'eau dans lequel ajouter un quart de cuillerée à café de
sel. Se gargariser puis rejeter. Faire cela plusieurs fois.

   ❖ Manguier + gingembre :

Prendre une poignée de feuilles tendres du manguier, les découper, ajouter
une racine de gingembre écrasée + 2 verres d'eau + 15 morceaux de sucre.
Faire bouillir les feuilles et le gingembre avant d'ajouter le sucre après l'avoir
décanté.

   ❖ Ail :

Piler une gousse, garder la pâte dans la bouche en la grignotant. Avaler le
jus.

   ❖ Citron : L'utiliser en gargarisme ou sucer. Pour le gargarisme, utiliser
     de l'eau chaude.

   ❖ Chou : Utiliser le jus de chou en cataplasme au cou, ou en gargarisme.

❖ gingembre en tisane chaude : Faire le gargarisme de cette tisane puis avaler.

❖ Oignon : Chauffer un gros oignon et l'utiliser en cataplasme chaud.

❖ Argile : Utiliser la boue d'argile en cataplasme, 3 à 4 fois par jour en le laissant 2 heures chaque fois.

❖ Avocatier : Utiliser les feuilles fraiches en décoction et en gargarisme.

❖ Fruit noir : Brûler le noyau du fruit jusqu'à ce qu'il devienne rouge. Le mettre dans un verre d'eau, puis faire le gargarisme (mal des gencives et aphtes) avec la moitié du verre et boire le reste. Répéter 3 fois par jour.

## Cas 10:

**Aphtes (petite ulcération qui affecte la muqueuse buccale ou génitale).**

❖ Citron + miel.

Mélanger le jus d'un citron avec 1 cuillerée de miel, garder le mélange dans la bouche le plus longtemps possible.

❖ Goyavier.

Mélanger 1 tasse de feuilles hachées avec deux verres d'eau. Faire une décoction de 10 minutes, la filtrer, la laisser refroidir et utiliser en gargarisme après le repas.

❖ Manguier.

Faire une décoction de 15 minutes d'écorces, de tiges. Utiliser en gargarisme.

❖ Carotte.
Préparer en décoction de 15 minutes une poignée de feuilles dans un verre d'eau. Faire le gargarisme.

❖ Gargarisme.

o Eau chaude + sel (plusieurs fois par jour)

o Mélanger 1 cuillerée de sel et du bicarbonate dans ½ verre d'eau 4 fois par jour. Soulage la douleur et prévient une éventuelle infection.

o Appliquer la glace sur les parties infectées pour apaiser la douleur.

- o Bicarbonate. 1 cuillerée à café de poudre dans 1 verre d'eau froide (bain de bouche).

- o Infusion de thym. Verser l'eau bouillante sur 2 branches fraîches. Laisser refroidir et faire le bain de bouche.

## Cas 11:

### Arthrite- Rhumatisme (inflammation des articulations)

- ❖ Maïs : Infuser 3 poignées (15 g) de barbes sèches dans ½ litre d'eau bouillante. Boire dans la journée.

- ❖ Orange : Boire le matin à jeun, 1 heure après les principaux repas, 2 à 3 jus d'oranges.

- ❖ Chou : Boire 2 verres de jus de chou par jour.

- ❖ Eucalyptus : Mettre dans une boîte de conserve, 50 feuilles d'eucalyptus sèches pilées, 1 verre d'huile d'arachide, 6 aspirines broyées et faire bouillir 1 heure environ.
  Utiliser en friction après la toilette pour les douleurs du dos et des articulations.

- ❖ Citron : Boire le jus de 4 citrons par jour.

- ❖ Petits piments : Mélanger 1 cuillerée à soupe de poudre de piments à 5 cuillerées à soupe de vaseline ou pommade. Se frictionner 1 fois par jour ou 1 fois tous les 2 jours.

- ❖ Manguier : Préparer les écorces en décoction et utiliser en compresse chaude.

- ❖ Persil : Infuser 2 poignées de persil dans 1 litre d'eau bouillante. Boire à volonté dans la journée.

- ❖ Moringa :

- o Macérer la plante (feuilles, racine et écorce dans l'eau.
Boire l'eau de macération.

- o Piler les racines fraîches et boire le cataplasme.

- o griller les graines, les réduire en poudre, mélanger la poudre et l'huile, s'en frictionner.

## Cas 12:

**Angine (mal de gorge)**

- ❖ Appliquer les feuilles de chou au cou ou faire le gargarisme avec le jus.

- ❖ Ail pilé : (1 gousse, la garder dans la bouche en mâchant – avaler le jus.

**Cas 13 :**

**Asthme. (Maladie respiratoire)**

- o Calmer les crises

Citron + miel + ail. Mélanger 1 verre de jus décoction à 4 cuillerées à soupe de miel pur et naturel. Ajouter le jus de 4 oignons. Boire : Adulte : 4 cuillerées à café (60 jours)

Enfants : 3 à 18 ans 2 cuillerées à café matin, midi et soir (45 jours)
De 0 à 1 an boire 1 cuillerée à café (30 jours).

- o Ail + persil : Ecraser 1 gousse d'ail avec 1 poignée de persil. Mélanger dans du lait concentré sucré. Boire au moment de la crise.

- o Chou : Appliquer sur la poitrine et la gorge, sur les bases pulmonaires ou les omoplates, 3 à 4 feuilles vertes du chou. Laisser au moins 4 heures ou toute la nuit.
Boire également le jus de chou 1 à 2 verres par jour.

- o Papayer : Fumer les feuilles sèches en cigarette lors de la crise, ou brûler les feuilles et inhaler la fumée, bouche ouverte.

**Cas 14 :**

**Blessure par brûlure.**

- ❖ Argile : Mettre l'argile en poudre sur la plaie fraîche.

- ❖ Goyavier : Bien laver les feuilles fraîches, les piler et les appliquer sur la plaie.

- ❖ Faire un pansement avec je jus de citron.

- ❖ Faire le pansement avec le gel d'aloès verra ou avec le roi des herbes.

- ❖ Bananier (pour arrêter le saignement). Piler jeune feuille ou un morceau du tronc et laisser couler le jus.

Appliquer la pâte sur la blessure en l'appuyant quelques minutes. Retenir avec une bande et maintenir en place pendant 15 minutes.

- ❖ Moringa. Piler les feuilles avec le sel. Appliquer le produit sur la blessure.

- o Pour une bonne cicatrisation.

Faire un cataplasme de carotte râpée ou en décoction. Utiliser l'eau pour la compresse.
Feuilles broyées en cataplasme.

- o Chou : Utiliser les feuilles fraîches en cataplasme, renouveler. Renouveler toutes les 4 heures et laisser toute la nuit.

- o Bananier : Appliquer un morceau de tronc petit et mince comme compresse ; maintenir avec une bande.

- o Miel : Nettoyer la plaie, appliquer le miel. Mettre le pansement et renouveler chaque jour.

- o Canne à sucre : Appliquer le jus sur la brûlure ou la pomme de terre crue et râpée (brûlure).

**Cas 15:**

**Plaie infectée.**

- ❖ Papayer : Fruit fraichement cueilli
– laver la plaie à l'eau et au savon
- couper un morceau de  pelure avec un couteau propre
- laisser couler la sève sur la plaie
-  couvrir avec la pelure
- laisser agir 15 à 30 minutes
- enlever la pelure et laver la plaie à l'eau bouillie et refroidie.
- renouveler le traitement si nécessaire.

- ❖ Faire le traitement avec la feuille verte de papayer, 1 ou 2 fois par jour.

- ❖ Eucalyptus.

Faire bouillir une poignée de feuilles sèches ou 2 à 3 poignées de feuilles fraîches dans l'eau suffisante pour avoir 1 verre de décoction, boire cette décoction puis piler 2 poignées de feuilles fraîches, mélanger d' ¼ de verre d'eau. Appliquer en compresse sur la plaie 2 fois par jour.

**Cas 16:**

**Désinfectant.**

❖ Eucalyptus : Couper 15 à 35 feuilles sèches en morceaux. Faire bouillir 15 minutes dans 1/3 de verre d'eau. Ajouter de l'eau pour avoir 100 ml de liquide à la fin de la cuisson. Utiliser les moins pour désinfecter la plaie.

❖ Aloès vera

Mettre la pâte d'aloès vera sur la plaie. Retenir avec une compresse et bander. Renouveler tous les 3 jours, ceci jusqu'à la guérison.

**Cas 17:**

**Bouton à la barbe.**

Se raser chaque soir ; avec un demi-verre d'eau + jus de citron et du savon, se frotter le menton après le rasage.

**Cas 18:**

**Brûlures.**

❖ Le chou est bien indiqué pour les brûlures du premier degré et du second degré.
Ecraser les feuilles de chou, les étendre sur la gorge (compresse, et y ajouter une couche de miel). Le traitement calme la douleur et active la circulation.

❖ Manioc.

Si la peau est détruite, il faut prendre quelques feuilles de manioc bien propres et fraichement cueillies, les faires sécher au feu sans les brûler, jusqu'à ce qu'elles deviennent croustillantes. Les réduire en poudre et appliquer deux fois par jour sur les brûlures. La peau sera refaite trois à quatre jours.

❖ Argile.

Elle guérit plus vite les brûlures, en laissant moins de séquelles par rapport aux autres procédés. Il faut l'appliquer rapidement, immédiatement après l'incident. Appliquer l'argile froide en cataplasme épais avec une compresse entre l'argile et la plaie.

❖ Miel : Appliquer sur la brûlure empêche la formation des closes et provoque la cicatrisation.

❖ Pomme de terre.
Appliquer sur la blessure les pommes de terre râpée. Faire boire au malade beaucoup d'eau simple ou citronnée 2 à 3 litres par jour.

❖ Eau salée : brûlure légère.

Mettre ½ tasse de sel dans 1 seau d'eau chaude, laisser tremper la brûlure dans cette solution pendant 20 minutes 1 fois par jour, pendant 3 jours ou jusqu'à la guérison.

❖ Jaune d'œuf. Mélanger le jaune d'œuf à 1 cuillerée à soupe d'huile d'arachide. Appliquer sur un tissu propre ou sur une compresse.

❖ Aloès vera. Bien laver la feuille, la couper et badigeonner la brûlure avec le sucre.

❖ Carotte. Appliquer la carotte râpée ou les feuilles broyées sur la brûlure.

❖ Igname. Appliquer les feuilles lavées et pilées sur la brûlure.

❖ Bananier. Laisser couler la sève d'un morceau du coupé sur la brûlure.

**Cas 19:**

**Bronchite.**

❖ Argile. Appliquer le cataplasme tiède sur la poitrine et le dos 2 à 4 heures par jour.

❖ chou. Faire bouillir 2 poignées de chou haché dans 5 litres d'eau ; bouillir 1 heure. Ajouter du miel et boire.

❖ Carotte. Boire le jus de carotte pur ou avec du lait.

❖ Chou + Ail. Nettoyer 3 feuilles vertes de chou et enlever la nervure, enduire l'intérieur de ces feuilles avec un mélange d'ail pilé (4 cuillerées à soupe) et un peu d'huile. - Appliquer sur la poitrine et sur le dos. Poser dessus 2 autres feuilles Maintenir avec une bande. Laisser en place pendant heures dans la journée ou toute la nuit.

❖ Oignon. Mélanger 1 cuillerée à soupe d'oignon avec 1 cuillerée à soupe de miel.  Boire 3 à 4 fois par jour.

❖ Eucalyptus.
Sécher 20 feuilles à une température ambiante. Les faire bouillir dans 2 verres d'eau avec 2 citrons coupés, 10 morceaux de sucre ou 2 cuillerées à soupe de miel. Presser et boire (adultes 1 cuillerée à soupe toutes les 4 heures, enfants de 3 à 10 ans, 2 cuillerées à café 4 fois par jour, 6 mois à 3 ans, 1 cuillerée à café 4 fois par jour).

❖ Corossolier : Préparer en décoction 1 poignée de fleurs dans 1 litre d'eau et boire ou 1 poignée de feuilles en infusion dans un litre d'eau.

**Cas 20:**

**Blennorragie et maladies sexuellement transmissibles.**

❖ Macérer 1 kg de persil frais + oignons dans 1 litre d'eau. Ajouter du citron. Suivre le traitement de 3 à 5 jours.

❖ Préparer les éléments ci – dessus en infusion avec le citron.

❖ Bouillir 300 grammes de persil frais avec 10 citrons et 2 litres d'eau. Boire 2 verres par jour.

❖ Boire un verre d'eau citronnée avant et après les relations sexuelles.

**Cas 21:**

**Bégaiement.**

❖ Retirer et manger le grillon qui chante dans le trou du mur.

❖ Boire de l'eau de pluie (averse) recueillie directement dans une cuvette placée sur un support. Cette eau a des propriétés magnétiques et exerce une influence sur le corps.

**Cas 22:**

**Chlamydia.**

❖ Chauffer 1 kg de ginseng + 1 kg d'oignons dans cinq litres d'eau. Boire un verre matin, midi et soir.
❖ Broyer le thym, garder la poudre dans un flacon hermétiquement fermé. Prendre 1 cuillerée à café avec 1 citron dans 1 verre d'eau chaude, tous les jours pendant 1 mois.

**Attention** : En mode prévention, boire une fois par semaine.

**Cas 23:**

**Cancer.**

❖ Mélanger et boire Aloès vera + miel + whisky ou vin rouge.

❖ Boire pendant un long moment le jus du corossol ou la tisane des feuilles 2 à 3 fois par jour.

❖ c) Une potion magique. Aloès vera + miel + whisky.

Préparation : couper en morceaux 400 g de feuilles d'aloès vera, les mettre dans un mixeur avec 6 cuillerées à soupe d'alcool (eau de vie, cognac, whisky etc....) et demi kg de miel pur d'abeilles. Bien mixer conserver au frigo dans un flacon opaque. Boire une cuillerée à soupe avant les 3 principaux repas (Ne pas cuire).

**Cas 24:**

**Cataracte (au début).**

❖ Manguier : Faire une décoction de tige et avec les feuilles. Effectuer un bain oculaire.

**Cas 25:**

**Conjonctivite.**

❖ Citron : Prendre un demi-verre d'eau bouillie + un quart de cuillerée à café de sel. Bien laver les yeux en frottant de l'intérieur vers l'extérieur. Ajouter le jus d'un citron puis filtrer. Mettre dans les yeux quatre fois par jour (3 gouttes).

❖ Chou : Mettre quelques gouttes de jus de feuilles de chou dans les yeux le soir au coucher.

❖ Moringa : Instiller le jus de Moringa dans les yeux.

**Cas 26:**

**Constipation.**

❖ Papaye.
  - Pour le bébé, donner le jus de papaye pressé.
  - Pour l'adulte, Manger beaucoup de papaye.

❖ Ananas et Orange.
  Adulte : Boire un verre de jus d'ananas ou d'orange plusieurs fois par jour.
  Bébé. Lui donner une cuillerée à café plusieurs fois par jour.

❖ Epinard : Faire une décoction de feuilles. Boire l'eau de cuisson et manger les feuilles cuites.

❖ Miel et jus de citron. Prendre 2 cuillerées à soupe de miel + le jus d'un citron dans un verre d'eau chaude le matin à jeun.

❖ Eau. Boire au lever 6 verres d'eau à la fois puis faire des exercices. Boire également dans la journée ou encore boire 2 verres d'eau le matin au réveil et 1 verre le soir au coucher.

❖ Jus d'ananas mûr. Boire avant le repas.

❖ Papaye mûre. Consommer un morceau chaque matin au petit déjeuner.

- ❖ Patate douce. Prendre au repas du soir 1 à 2 bols de feuilles cuites.

## Cas 26 :

**Chute des cheveux (calvitie, Alopécie)**

- ❖ Noix de coco. Masser le cuir chevelu avec le lait d'amande pressée et chauffé. Frotter chaud sur le cuir chevelu. Laisser toute la nuit.

- ❖ Aloès vera. Couper de travers la feuille et masser le cuir chevelu avec le suc.

## Cas 27 :

**Convulsions.**

- ❖ Argile : Prendre chaque jour, pendant 10 à 20 jours une cuillère à café dans un demi verre d'eau. Utiliser la boue d'argile en cataplasme, à la nuque, sur la colonne vertébrale.

- ❖ Oignons. Inhaler le jus d'oignons.

- ❖ Brûler les vieux habits et tourner la tête de l'enfant vers la fumée.

- ❖ Mélanger une cuillerée d'argile et d'huile de palmiste et appliquer le mélange sur la nuque de l'enfant. Ensuite faire consommer à l'enfant une cuillerée de mélange d'argile, d'huile de palmiste et de miel.

## Cas 28 :

**Chancre mou (MST).**

Oindre la partie avant de se coucher avec un mélange de sel gemme jaune et l'huile de palmiste.

## Cas 29 :

**Cholestérol – Hyper**

- ❖ Arachide. Faire cuire dans l'eau 3 poignées de gousses d'arachide. Consommer le tout à trois reprises dans la journée. Piler pour réduire en poudre des gousses (enveloppé) séchées. Prendre une cuillère à café avec de l'eau 3 fois par jour.

**Cas 30:**

**Coqueluche (toux).**

- ❖ Ail

Laisser macérer 15 g ou 5 gousses d'ail dans 3 verres d'eau pendant 2 jours. Filtrer et ajouter assez de sucre pour faire le sirop. Boire 3 ml, 3 fois par jour avant le repas pour les enfants de 1 à 3 ans 4 à 7 ans 5 ml

8 à 12 ans 10 ml.

Durée de traitement 3 à 5 jours.

**Cas 31:**

**Contre poison.**

Couper 9 feuilles de roi des herbes

- o Pour les poisons de nuit, prendre le matin au réveil 3 têtes sans fleurs les mélanger avec 3 didim, mâcher et avaler.

- ❖ Aloès vera : Mâcher une feuille d'aloès vera.

- ❖ Cérumen : Lécher le cérumen.

- ❖ Prendre 2 à 3 litres de lait pendant trois jours.

- ❖ Miel : Boire quatre cuillères à soupe de miel dans un verre d'eau.

**Cas 32:**

**Cicatrisation.**

- ❖ Maïs : Appliquer le jus de maïs frais sur la plaie.

- ❖ Faire un pansement avec le liquide de la coquille de l'escargot.

**Cas 33:**

**Crampe.**

- ❖ Miel. Prendre deux cuillerées à café de miel pendant chacun des trois principaux repas, pendant une semaine.

- ❖ Basilic. Faire bouillir les feuilles de basilic et prendre deux !

- ❖ verres par jour.

**Cas 34:**

**<u>Chlamydia</u>**

- ❖ Ginseng + oignon + eau.

    Chauffer 1 kg de ginseng + 1 kg d'oignon + 5 litres d'eau. Boire 1 verre matin- midi et  soir.

- ❖ Thym.

 Broyer le thym et garder la poudre  hermétiquement fermé dans un flacon. Prendre 1 cuillerée à café avec 1 citron dans 1 verre d'eau chaude, tous les jours pendant 1 mois.

- ❖ Persil + citron.

A préparer en infusion, 300 g de persil frais + 10 citrons (à ajouter quand l'eau bout) + 2 litres d'eau. Boire 2 verres par jour.

- ❖ Eau citronnée :

Boire un verre d'eau citronnée avant et après les relations sexuelles.

❖ Racine de papayer + sel gemme rouge + citron : Mélanger les racines de papayer avec le sel gemme rouge et 1 citron. Cuire dans 5 litres d'eau et boire matin et soir pendant 1 semaine.

**Cas 35:**

**Colique**

❖ Aloès vera :

Mâcher une feuille d'aloès vera. Boire l'eau des feuilles de ndolé.

**Cas 36:**

**Cardiopathie (affection du cœur).**

❖ Corossolier : Bouillir dans 2 litres d'eau, 50 feuilles de corossolier pilées. Ajouter 10 citrons coupés à la cuisson. Filtrer et boire matin et soir à chaud.

**Cas 37:**

**Choléra.**

❖ Brûler et réduire en poudre les peaux de bananes (cochon). Mettre dans une assiette, ajouter de l'eau. Filtrer et boire régulièrement.

**Cas 38:**

**Démangeaison.**

❖ Œufs et citron : Battre 2 jaunes d'œufs de poule (de préférence poule du village) avec 5 cuillerées à soupe de jus de citron. Boire pendant 5 jours.

**Cas 39:**

**Dartre.**

Caillou jaune, argile, citron et huile de palmiste. Ecraser le caillou jaune. Mélanger avec l'argile le citron et l'huile de palmiste. Appliquer la pâte obtenue sur les parties du corps malades.


**Cas 40:**

**Durillon.**

Feuilles de poireau et vinaigre. Mélanger les feuilles de poireau écrasées avec le vinaigre. Appliquer plusieurs nuits sans interruption.


**Cas 41:**

**Diabète.**

- ❖ Chou : Boire 1 à 2 verres de jus chaque jour.

- ❖ Barbe de maïs : Préparer en décoction (5 minutes) une à deux poignées de barbe sèche dans 1 litre d'eau. Boire 3 à 4 fois dans la journée.

- ❖ Manguier : Bouillir pendant 10 minutes 4 à 5 feuilles fraîches coupées en morceaux par tasse d'eau. Boire 2 tasses par jour après les 2 principaux repas autant que nécessaire. Ou bien en feuilles sèches, les réduire en poudre et absorber une cuillère à café par jour au petit déjeuner.

- ❖ Avocatier : Faire infuser pendant 10 minutes, 2 petites poignées de feuilles coupées en petits morceaux dans 1 litre d'eau. Boire au cours de la journée.

- ❖ Pomme de terre : Boire un demi-verre de jus de pomme de terre crue, 4 fois par jour pendant un mois. (On peut y ajouter du jus de citron).

- ❖ Avocatier (écorces). Porter à l'ébullition dans trois litres d'eau une petite quantité d'écorces d'avocatier. Boire trois verres par jour.

**Cas 42:**

**Diarrhée  - Dysenterie.**

❖ Goyavier : Boire deux à trois fois par jour un verre d'eau de décoction des feuilles de goyavier (20 feuilles par litre).

❖ Eau de riz : Faire bouillir dans un litre d'eau, une cuillère à soupe de riz, six morceaux de sucre une demie cuillère à café de sel.

Adulte. Boire 3 à 4 litres par jour

Enfants 3 à 12 ans (doubler la quantité des ingrédients et administrer deux litres de liquide par jour en plusieurs fois.

❖ Eucalyptus : Faire bouillir 25 à 30 grammes de feuilles dans 2 litres d'eau. Boire en deux fois matin et soir.

❖ Citronnelle : Faire une décoction de 10 minutes de 10 jeunes feuilles + 2 verres d'eau + 1 cuillère à soupe de sucre. Boire 1 cuillère à soupe quatre fois par jour pour enfants de moins de 2 ans.

Un quart de verre quatre fois par jour pour 2 à 4 ans

Un demi-verre quatre fois par jour pour 7 à 12 ans

Un verre quatre fois par jour pour adultes.

❖ Poudre de charbon. Bois sec brûlé (charbon) et réduit en poudre.

Donner 1 à 2 cuillères à soupe par jour.

(Utiliser le bois non toxique).

❖ Carotte (Voir hémorragie – crachement du sang).

**Cas 43:**

**Démangeaison vaginale.**

❖ Mettre une cuillère à soupe de vinaigre blanc dans un litre d'eau tiède. Faire la toilette intime pendant 5 jours.

**Cas 44:**

**Digestion difficile**

❖ Ananas. Boire le jus du fruit mûr.

❖ Citronnelle + gingembre
Préparer en décoction les racines hachées ou découper la citronnelle de gingembre et boire.

❖ gingembre (racines). Préparer en tisane et boire.

❖ Persil. Préparer en décoction ou en infusion une poignée de feuilles fraîches dans un litre d'eau. Boire 2 tasses par jour après le repas.

## Cas 45:

### Entorse.

❖ Feuilles vertes de choux. Appliquer 3 à 4 épaisseurs de feuilles, recouvrir de coton et faire un bandage peu serré.

❖ gingembre. Faire un cataplasme chaud de gingembre pilé.

❖ Moringa. Piler feuilles, racine et écorce de Moringa pour faire le cataplasme.

❖ gingembre + ail + piment. A mélanger en quantité égales et mettre dans 1 tasse d'huile. Faire cuire le mélange 5 minutes et l'utiliser pour le massage.

❖ Canne à sucre. Filtrer. Boire un demi verre matin et soir jusqu'à la guérison.

## Cas 46:

### Mal d'estomac.

❖ Avocatier. Malaxer les feuilles dans un peu d'eau. Extraire le jus et boire.

❖ Manguier. Malaxer 1 poignée de feuilles fraîches de manguier dans un peu d'eau propre. Extraire le jus et boire.

❖ Pomme de terre. Bouillir 5 pommes de terre découpées en morceaux dans deux litres d'eau pendant 20 minutes. Boire un verre matin et soir pendant deux semaines.

***N.B : en cas de crise, croquer une pomme de terre crue.***

**Cas 47:**

**Enurésie (incontinence urinaire se produisant au-delà de l'âge).**

❖ Barbe de maïs fraiche + 500 g de racine de manguier + pierre blanche (localisée au niveau des carrières de sable) + deux cuillerées à soupe de miel. Bouillir le tout pendant 10 minutes, laisser refroidir. Servir 1 tasse le matin à jeun, et 1 autre au coucher après avoir uriné, et avant d'aller au lit.

**Cas 48:**

**Epilepsie.**

❖ Mélanger la plante (qui) parasite qui pousse sur certains arbres avec la fougère qui pousse sur le palmier à huile. Bouillir le mélange et boire 2 à 3 fois par jour.

**Cas 49:**

**Erythème fessier (Rouge fesse des bébés).**

❖ Farine de manioc. Mélanger une cuillerée à soupe avec un peu d'eau citronnée et faire un cataplasme épais sur la partie malade.

**Cas 50:**

**Entretien de la peau.**

❖ Jus de citron. Nettoyer régulièrement la peau avec le jus de citron.

**Cas 51:**

**Extinction de la voix.**

❖ Carotte. Cuire pendant 15 minutes trois carottes dans un litre d'eau. Les râper et les presser dans un linge propre pour extraire le jus. Ajouter 2 verres d'eau et boire un demi-verre 5 à 6 fois par jour.

**Cas 52:**

**Excitant sexuel**

Basilic et citron. Bouillir 5 feuilles de basilic et 2 citrons dans 2 verres d'eau pendant 5 minutes. Filtrer, ajouter du miel et boire la moitié dans l'après-midi et l'autre au coucher.

**Cas 53:**

**Ecoulement nasal.**

❖ Aspirer par le nez le jus d'un citron d'abord coupé d'eau, puis pur. (Le moyen le plus sûr c'est de jeûner)

**Cas 54:**

**Escarre.**

❖ papaye. Appliquer sur la plaie la sève fraîche du fruit vert ou couper un morceau de pelure et l'appliquer directement sur la plaie et la maintenir. Renouveler le pansement 3 à 4 fois par jour. Laver la plaie avant le pansement.

❖ goyavier. Faire une décoction d'écorces et des feuilles ou les fruits verts. Laisser refroidir et utiliser en compresse sur la plaie.

❖ Moringa. Faire une décoction de racines fraiches ou écorces fraiches. Utiliser en compresse. sève de la tige. La mettre directement sur la plaie.

❖ Miel. Laver la plaie à l'eau et au savon. Appliquer le miel et mettre le pansement protecteur.

**Cas 55:**

**Fatigue physique.**

❖ Ail. Ecraser l'ail le soir et mettre dans 1 verre d'eau. Boire matin et soir.

❖ Boire le jus de carotte. Consommer la soupe de carotte.

❖ Avocatier. Consommer les feuilles en tisane. Manger les avocats tendres à volonté.

❖ Lait. Boire du lait non sucré mélangé à 1 bouteille de soda. Boire 1 verre par jour.

**Cas 56:**

**Fatigue générale – Asthénie.**

❖ Chou. Boire 1 à 2 verres de jus de chou par jour.

❖ Haricot vert. Boire le jus de gousses vertes à raison d'un demi-verre par jour.

❖ Oignons. Consommer cru ou macéré quelques heures dans l'huile d'olive. Ou incorporé dans les potages, les salades, les crudités. On peut le prendre coupé en petits morceaux dans du lait ou dans le bouillon.

❖ Banane mûre (douce) l'écraser avec du miel et consommer chaque jour.

❖ Orange. Boire deux à trois verres de jus d'orange chaque jour.

**Cas 57:**

**Furoncle**

- ❖ Roi des herbes. Passer au feu une feuille de roi des herbes préalablement trempée à l'huile de palme. L'utiliser pour envelopper le furoncle.

**Cas 58:**

**Fièvre.**

- ❖ Miel. Boire matin, midi et soir trois cuillerées à soupe de miel avec le jus de deux citrons dans un demi-verre d'eau chaude.

- ❖ Citronnier. Faire bouillir par exemple pendant 10 minutes dans 1 l d'eau, 1 poignée de feuilles fraîches + jus d'un citron juteux et 1 cuillerée à café de miel. Boire à volonté.

- ❖ Citronnelle. Boire dans la journée et à volonté, une tisane de citronnelle avec le jus de citron et le miel ou le sucre.

- ❖ Eucalyptus. Boire deux à trois fois par jour, l'eau de cuisson 18 feuilles. Bouillir 10 minutes.

- ❖ Oranger. Se laver avec une décoction de feuilles.

- ❖ Manguier. Bouillir une poignée de feuilles vertes de manguier pendant 10 minutes dans 1 litre d'eau. Boire deux à trois fois par jour pendant trois jours.

- ❖ Ndolé. Préparer les feuilles en infusion. Ajouter du miel ou du sucre. Boire un demi-verre trois fois par jour.

**Cas 59:**

**Filaire.**

- ❖ Citron + jaune d'œuf de poule du village. A faire le mélange (quatre citrons + un jaune d'œuf) et boire une fois par semaine. Durée de traitement : aussi longtemps qu'il le faut. On peut compléter ce traitement par le frottement des parties qui démangent avec le sel ou en couvrant les éruptions avec les feuilles broyées du papayer.

**Cas 60 :**

**Frigidité (Absence de désir sexuel).**

- ❖ Miel. Prendre deux cuillerées à soupe de miel avant les rapports sexuels.

- o Pour hommes et femmes.

Laver et découper le gingembre le cuire pendant 30 minutes dans de l'eau, enlever le gingembre et le piler. Chauffer encore 30 minutes pour faire évaporer la moitié de l'eau. Filtrer et ajouter la même quantité de miel pur. Cuire encore 30 à 35 minutes. Prendre une cuillerée à soupe matin, midi et soir en mangeant beaucoup de fruits. (Pomme de France, tomates, carottes etc...)

*N.B : Excitant sexuel naturel (le céleri).*

**Cas 61 :**

**Faiblesse sexuelle.**

- ❖ Gingembre.

Découper, laver et sécher le gingembre. Le réduire en poudre et garder cette poudre pour utilisation.

**Cas 62 :**

**Maladies hépatiques (liées au Foie)**

- ❖ Argile. Avant de consommer ce traitement, il faut faire deux à trois jours de jeûne. Boire beaucoup d'eau citronnée (2 à 5 litres par jour. Il faut utiliser beaucoup de fruits juteux pendant le traitement surtout la papaye). Il ne faut pas boire de l'eau pendant les repas.

Il faudra prendre l'argile le matin à jeun, et pendant trois semaines à raison d'une cuillerée à café chaque jour, dans un demi-verre d'eau. Après deux à trois mois de traitement, continuer une semaine sur deux.

- ❖ Ail. Prendre chaque matin à jeun un verre de jus + un demi-verre de persil. Utiliser 5 à 10 gousses d'ail écrasées et le jus d'un citron.

Régime. Bouillon de légumes (carottes, persil, céleri, courgette, haricot vert, ail, oignon, poireau, tomate, feuilles de manioc). Il faut aussi prendre le matin à jeun un verre de jus de carotte ou un demi-verre de jus de chou avant chaque repas.

- ❖ Citron. Prendre pendant 7 jours, le jus d'un citron juteux + un œuf naturel + sel.

- ❖ Oignon :

Préparer en infusion deux oignons coupés en tranche  dans un litre d'eau pour 24 heures. A répéter pendant plusieurs jours.

- ❖ Faire une décoction de quatre à cinq oignons pour un litre d'eau. Porter à ébullition et ajouter du miel à volonté. Boire trois à quatre tasses par jour.

**Cas 63 :**

**Fièvre typhoïde.**

- ❖ Feuilles de goyavier, d'eucalyptus, de papaye, de citronnelle et écorces du manguier. Bouillir le mélange et boire matin et soir.

- ❖ Ail + lait non sucré (1 litre). Bouillir le mélange 10minutes et boire matin et soir.

❖ Ail. Faire bouillir 20 grammes d'ail pendant 10 minutes dans 1 litre de lait. Bien écraser les gousses d'ail. Boire une tasse matin et soir. Pendant ce traitement, il faut boire deux à cinq litres d'eau citronnée par jour.

❖ Ail + une grosse oignon + laurier ou thym + limon (gros citron) + miel + un kg de lait concentré.

- Préparation : Ecraser ces produits à la pierre ou au Moulinex bien propre. Mettre le mélange dans une grosse assiette. Ajouter un litre d'eau et demi (eau tiède). Tourner et extraire le jus avec un tamis ou un tissu bien propre. A conserver au frigo. Boire matin midi et soir.

❖ Papayer, Aloès vera, citron.

Deux kilogrammes de racine de papayer (aplatir), un grand pied d'aloès vera à découper, six citrons (à découper). Faire bouillir dans 5 litres d'eau. Boire un verre matin, midi et soir.

**NB** : ou bien consommer fréquemment le limon.

Effets possibles : purification du sang, soin du paludisme et de la constipation, élimination des vers intestinaux et de l'obésité, digestion rapide (2 à 3 selles par jour) gros appétit, sommeil profond.


**Cas 64 :**

**Gale.**

❖ goyavier. Faire une décoction concentrée de feuilles pour faire le bain.

❖ Manguier. Mélanger la résine (sève) de l'écorce et l'huile. Embaumer le corps le soir au coucher après un bain.

❖ Moringa. Mélanger racine + écorce + feuilles + huile pour se oindre chaque jour jusqu'à la guérison.

❖ Ndolé. Frotter le corps avec les feuilles fraîches écrasées. Laisser pendant quelques minutes. Laver le corps à l'eau et au savon. Appliquer le jus du Ndolé et laisser sécher.

**Cas 65 :**

**Gingivite (inflammation des gencives).**

- ❖ Citron. Imbibé du jus de citron dilué les gencives, et masser deux fois par jour. Frotter avec l'écorce du citron la racine des dents, pour renforcer les gencives.

**Cas 66 :**

**Grippe - Rhume**

- ❖ Chou. Boire un à deux verres de jus de chou par jour. Boire constamment le jus frais ou sucer les fruits mûrs de citron, orange mandarine, pamplemousse.

- ❖ Oignon. Prendre un verre d'oignon macéré entre les repas, et un verre le soir au coucher pendant 15 jours. Préparation. Laisser deux oignons dans un demi-litre d'eau pendant la nuit.

- ❖ Eucalyptus. Faire un bain de vapeur avec la décoction chaude d'eucalyptus.

- ❖ Oignon et citron + miel.

Laisser macérer deux oignons et un citron dans deux verres d'eau (finement coupés). Ajouter du sucre ou du miel. Boire un verre entre les repas et un verre au coucher.

- ❖ Citron + miel. Mélanger le jus d'un demi-citron à deux cuillerées à café de miel. Boire plusieurs fois par jour.

- ❖ Citronnelle. Préparer en infusion deux poignées de feuilles découpées dans deux litres d'eau. Boire à plusieurs reprises dans la journée.

**Cas 67 :**

**Hoquet.**

- ❖ Citron + sucre.

Prendre un morceau de sucre imbibé du jus de citron ou bien deux cuillerées de jus de citron.

- ❖ Vinaigre et sucre. Sucer un morceau de sucre imbibé de vinaigre.

**Cas 68 :**

**Hernie testiculaire.**

- ❖ Bananier. Bouillir le tronc de bananier pourri et purger le malade tous les deux jours pendant un mois.
- ❖ Mettre dans un récipient fait en matière inox avec couvercle, vingt petits escargots sortis de leurs coquilles. Fermer le  récipient et le maintenir au feu pendant 3 heures sans mettre de l'eau. Ensuite, enlever, écraser et tamiser. Prendre une cuillerée à café de poudre dans ½ verre d'eau tiède deux fois par jour, pendant trois semaines.

**Cas 69 :**

**Hémorroïde.**

- ❖ Banane plantain ou autres variétés. Manger deux bananes cuites avec la peau sans l'éplucher.

- ❖ Manguier. Faire bouillir un demi-kilogramme d'écorces dans deux litres d'eau. Laisser reposer deux heures. Filtrer laisser refroidir, en faire le bain de siège.

- ❖ Chou. Application des feuilles en cataplasme.

❖ Argile. Appliquer la pâte d'argile en cataplasme. Appliquer contre l'anus et maintenir avec une bande, laisser en place une ou deux heures. On peut alterner avec l'application des feuilles de chou.

❖ Oignons. Ecraser l'oignon cuit ou cru et mélanger avec un peu de beurre ou de la pomme de terre râpée. Appliquer à l'anus au coucher et maintenir. L'enlever le matin.

❖ Citron et argile. La veille au soir, verser une cuillerée à café de poudre dans un demi-verre d'eau, laisser refroidir une heure et ajouter le jus de trois citrons. Remuer et boire au matin avant le petit déjeuner. En prendre aussi avant le repas de midi dans les cas graves.

❖ Pomme de terre râpée. Appliquer la pâte à l'anus le soir au coucher. Maintenir avec un pansement à enlever le matin.

**Cas 70 :**

**Hémorragie.**

❖ On peut utiliser la tisane de gui.

❖ Ou le gombo + du sel.

Faire bouillir pendant 20 minutes trois fruits de gombo cueillis avant la maturité dans un demi-litre d'eau avec une demi-cuillerée à café de sel. Presser dans un linge et faire boire au malade deux fois par jour, matin et soir, trois à quatre jours s'il le faut.

**Cas 71 :**

**Saignement du nez.**

❖ Vinaigre de vin. Mouiller un mouchoir avec une cuillerée à soupe de vinaigre et l'appliquer sur le front et sur la nuque.

❖ Citron. Mouiller le coton avec le jus de citron et le mettre en tampon dans les narines.

❖ Glace. Emballer des morceaux de glace dans un mouchoir et l'appliquer sur le front et sur la nuque.

## Cas 72 :

### <u>Crachement de sang</u>

❖ Carotte. Couper, gratter et cuire jusqu'à ramollissement complet six carottes dans un litre d'eau. Presser en écrasant. Ajouter une demi-cuillerée à café de sel. Conserver au frais et boire le tout en 24 heures. Traitement de deux à trois jours.

## Cas 73 :

### Hypertension.

❖ Ail. Manger chaque jour trois à quatre gousses d'ail. Ceci permet de stabiliser la tension.

❖ Ail. Prendre une à deux gousses chaque jour aux repas.

❖ Ail. Mélanger une gousse d'ail pilé et deux cuillerées à soupe de sucre dans un verre d'eau. Boire trois à quatre fois par jour.

❖ Oignon. Consommer l'oignon cru dans les plats cuits ou dans les salades.

❖ Jus d'oignons. Prendre une cuillerée à café trois à quatre fois par jour.

❖ Citronnelle et ail ou citronnelle seule.

Faire bouillir pendant 10 minutes deux poignées de racines de citronnelle et une gousse d'ail dans deux verres d'eau. Boire matin, midi et soir.

❖ Avocatier. Porter à l'ébullition 15 feuilles d'avocatier dans trois litres d'eau et boire trois verres par jour.

❖ Citron. Sucer trois citrons par jour entre les repas pendant 20 jours. Ou bien ajouter au jus d'un citron une quantité égale d'eau et deux cuillerées à café de jus d'ail. Prendre deux fois par jour pendant 15 jours.

❖ Céleri. Mélanger en quantités égales le jus de céleri et le miel ou le sucre. Boire deux à trois cuillerées à soupe de mélange trois fois par jour. Manger aussi les légumes crus ou cuits.

❖ Algues. Prendre un quart de jus d'algues trois fois par jour.

**Cas 74 :**

**Hypotension.**

    ❖ Café – Mâcher 10 à 20 graines torréfiées. Ou Boire une tasse de café noir non sucré.

❖ Citron. Boire chaque jour le jus de deux à quatre citrons dilué avec de l'eau et du miel (facultatif).

❖ Concombre + carottes + 06 citrons. Boire chaque jour un demi-verre de jus frais de ce mélange.

❖ Citronnelle + citronnier + Moringa.
Faire bouillir pendant 5 minutes un mélange d'une poignée de feuilles de chacune des plantes citées et un litre d'eau de maïs d'autre céréale ferment.

❖ Betterave rouge + carotte + citron.
Extraire le jus frais. Boire chaque jour ce jus, lentement et par Cuillerées à soupe.

**Cas 75 :**

**Impuissance sexuelle.**

❖ Quinqueliba. Réduire la racine en poudre. Délayer la poudre dans l'eau. Faire une infusion ou une décoction.

❖ Céleri. Boire un verre de jus de céleri trois fois par jour.

❖ Oignon. Prendre un verre de jus d'oignons trois fois par jour.

❖ Ginseng. Faire bouillir 30 minutes une poignée de ginseng. Prendre un verre 3 fois par jour.

❖ Courge. Ecraser une cuillerée à soupe de graines de courge et les mettre dans 1 verre d'eau chaude. Filtrer après 10 minutes. Prendre trois verres par jour jusqu'à la guérison.

❖ Citron + miel + café

Mélanger dans une tasse de café noir le jus d'un citron et deux cuillerées à soupe de miel. Cette composition sera bue habituellement le soir. (C'est très efficace)

❖ gingembre + miel + eau

Mélanger une poignée de gingembre écrasé + un quart de litre de miel + deux litres d'eau. Attendre deux jours et boire un verre tous les jours.

**Cas 76 :**

**Insomnie**.

❖ Corossol. Mettre une poignée de feuilles (13) du corossolier dans un litre d'eau puis infuser. Boire une tasse le soir avant le coucher.

❖ Miel et vinaigre.

Mélanger dans un verre d'eau une cuillerée à café de miel et un quart de verre de vinaigre. Boire une cuillerée à soupe au coucher.

**Cas 77 :**

**Jaunisse.**

- ❖ Ananas. Extraire deux verres de jus d'ananas à moitié mur pour boire. Répéter cette opération journalière jusqu'à la guérison totale.

- ❖ Papayer. Couper une papaye à demi mûre en petits morceaux. Faire bouillir quelques minutes dans un litre d'eau. Boire quatre verres par jour jusqu'à la guérison complète.

- ❖ Citron. Prendre le jus de trois citrons dans un verre d'eau chaude avant les repas, trois à quatre verres dans la journée.

- ❖ Barbe de maïs. Bouillir une à deux poignées de barbe de maïs dans un litre d'eau et boire.

- ❖ Carotte. Boire un verre de jus de carotte matin et soir pendant trois jours.

- ❖ Arachide. Faire macérer le soir, les graines entières dans une  quantité d'eau  suffisante  pour  une  bouillie  qu'on  prendra  comme  petit déjeuner. Répéter cette opération trois à quatre jours.
- ❖ Nime (ou neem)
- o Faire bouillir pendant 10 minutes 2 bottes de feuilles fraîches dans 6 litres d'eau. Laisser infuser. Se laver 1 à 2 fois par jour jusqu'à la guérison. Boire un peu de cette décoction à chacun des 1 à 2 bains.

- o Faire une décoction des rameaux feuilles, 1 botte dans 2 litres d'eau. Laisser de côté 1 verre qui sera bu tiède. Se pencher la bouche et les yeux bien ouverts au-dessus des vapeurs du reste  de la préparation. Faire au moins 3 jours de traitement.

- ❖ Noix de coco. Boire le lait des noix de coco.


**Cas 78 :**


**Mal de dent.**

o   Dent qui bouge. Presser la mousse intérieure de la papaye sur le coton et appliquer sur la dent. Laisser en place pendant 1 heure et enlever la dent.

o   Dent qui fait mal :

Mettre la sève de la papaye sur le coton et appliquer deux fois par jour.

Feuille de goyavier. Les mâcher et laisser le jus dans la bouche

Ail. Ecraser l'ail et  mettre la pâte à la dent du malade.

**Cas 79 :**

**Maladie vénérienne.**

Mélanger racine de papayer avec le sel gemme rouge et un citron. Cuire dans l'eau et boire matin et soir pendant une semaine.

**Cas 80:**

**Mal de tête.**

Papayer.

Verser un verre d'eau bouillante sur des feuilles de papayer déchirées. Boire un verre deux à trois fois par jour.

**Cas 81:**

**Otite.**

❖   Oignon. Introduire le coton imbibé du jus d'oignon dans l'oreille. Introduire trois gouttes de jus de citron dans l'oreille et la boucher. Répéter cela trois fois par jour.

❖   Canne de jumeau. Introduire le jus tiède dans l'oreille.

❖   jus de citron. Instiller quelques gouttes de jus de citron dans l'oreille : utilise comme désinfectant. Répéter 3 fois par jour.

❖   Arachides. Broyer les feuilles fraîches d'arachide. Filtrer le jus dans du coton. Y mélanger quelques gouttes d'huile d'arachide chauffée grâce à une petite bouteille trempée dans l'eau bouillante. Mettre quatre à cinq gouttes dans chaque oreille, deux fois par jour.

❖ Chou. Mettre quelques gouttes de jus de chou dans l'oreille.

❖ Oignon. Ecraser un oignon, emballé dans un peu de coton. Presser trois gouttes dans l'oreille trois fois par jour.

## Cas 82:

## Mal de ventre

Aloès vera. Mâcher une feuille.

## Cas 83:

## Manque d'appétit.

❖ Boire le jus de pamplemousse.

## Cas 84:

## Maladie du rein.

❖ Manguier. Faire bouillir dans cinq verres et réduire à trois verres, une poignée de racines de manguier coupées en petits morceaux. Boire matin midi et soir.

❖ Citron. Diluer le jus de deux citrons dans un peu d'eau, sucré avec une cuillerée de miel et boire le matin à jeun.

❖ Décoction. Couper en petits morceaux un citron bien lavé et faire bouillir pendant 10 minutes dans un quart de litre d'eau sucré avec du miel. Boire une fois par jour pendant 10 jours.

❖ Maïs. Faire bouillir 20 à 30 minutes à feu doux 50 grammes de barbe de maïs dans 6 litres d'eau. Réduire à 300 ou 400 ml de décoction. Boire une à plusieurs fois par jour.
Le traitement peut durer 6 mois sans problème.

**NB** : Chaque fois qu'il y a réduction du débit urinaire ou qu'il faut l'augmenter, prendre 50g de barbe de maïs pour un litre d'eau. Laisser bouillir doucement et assez longtemps.
Boire 4 tasses par jour.

**Cas 85:**

**Maux de tête.**

- ❖ Feuille de papayer + alcool + eau froide + glace.
  Réunir en couronne épaisse sur la tête des feuilles de papayer sécher au-dessus du feu. A retenir avec un foulard durant la journée.
  Faire boire en tisane 1 à 3 verres par jour de tisane de feuilles de papayer.

- ❖ Frictionner le visage avec de l'alcool.

- ❖ Se laver la figure avec de l'eau froide.

- ❖ Mettre de la glace sur le front.

- ❖ Masser délicatement le cuir chevelu et les muscles du cou.

**Cas 86:**

**Morsure de serpent.**

Penser toujours au garrot.

- ❖ Appliquer le cérumen sur la morsure du serpent.

- ❖ Après le garrot, manger et avaler l'écorce du prunier
- ❖ Boire ses propres urines.

- ❖ Pierre noire. Appliquer le côté plat de la pierre noire sur la morsure. Elle va y coller et y rester plusieurs heures, jusqu'à aspirer tout le venin.

* Ail. Ecraser des gousses d'ail poser la pâte sur la morsure et la maintenir dessus, manger beaucoup d'ail.

* Oignon. Ecraser l'oignon, presser le jus sur la morsure. Manger beaucoup d'oignon.

* Chou. Broyer les feuilles. Appliquer. Appliquer en cataplasme sur la morsure. Manger un bouillon de chou.

## Cas 87:

## Mal de dos.

* Aloès vera. Boire le jus d'aloès vera mélangé à l'eau et au miel.

* Roi des herbes + barbe de maïs  + citron + coquille d'œuf. Bouillir le mélange et boire un verre matin et soir. Se masser le dos.

* graisse de boa + roi des herbes. Se masser le dos avec ce mélange.

## Cas 88:

## Mal d'estomac.

* Argile. Mettre le soir au coucher une cuillerée à café d'argile dans un demi-verre d'eau. Laisser reposer toute la nuit et le boire le matin à jeun.

**N.B** : *Ne pas laisser la cuillère dans le liquide (argile). Avant de commencer le traitement, faire un jeûne de deux à trois jours et boire beaucoup d'eau pendant ce temps.*

* Miel + lait + peau de banane mûre. Mélanger un demi-verre de miel + un verre de lait entier. Chauffer légèrement le mélange avant d'y ajouter une cuillerée à café de peau de banane mûre séchée et réduire en poudre. Boire cette dose deux fois par jour pendant deux mois.

* Chou. Consommer par jour 300 à 400g de chou dont la moitié sera consommée cuite et l'autre crue.

**Cas 89:**

**Risque d'avortement.**

- ❖ Oignon + jeunes feuilles de palmier + eau + œuf. Ecraser un gros oignon + 10 jeunes feuilles de palmier bien tendre + un œuf de poule du village bien battu. Mélanger le tout dans un demi-verre d'eau. Tamiser et boire quotidiennement, cinq jours de suite.

**Cas 90:**

**Morsure de chien.**

- ❖ Sel de cuisine + compresse.

Laver la blessure avec beaucoup d'eau et de savon. Faire une pâte de deux cuillerées de sel et une cuillerée d'eau. Frotter la blessure avec la compresse couverte de pâte de sel. Répéter trois à quatre fois par jour, pendant 10 jours. Laisser la compresse en place après le frottement.

**Cas 91:**

**Mal des nerfs.**

- ❖ Ail + oignon : Ecraser un demi-kilogramme d'ail + un demi-kilogramme d'oignons. Bouillir le mélange dans trois litres d'eau pendant 15 minutes. Boire u demi-verre matin et soir.

- ❖ Carotte. Boire deux à trois verres de jus de carotte par jour.

- ❖ « Odontol » : (Whisky fabriqué de manière artisanale dans la région du centre au Cameroun) + miel. Mélanger trois cuillerées à soupe d'Odontol et trois cuillerées à soupe de miel. Boire matin et soir pendant trois jours.
- ❖ Ecraser les arachides crues. Extraire l'huile et se masser les endroits affectés.

- ❖ La kola du lion + ail + citron.

Macérer un quart de cola de lion + une gousse d'ail + un verre de jus de citron. Durée de macération 24 heures. Boire une cuillerée matin et soir.

❖ Vinaigre de cidre + sel + eau chaude.

Verser un verre de vinaigre de cidre et 1 cuillerée à soupe de sel dans de l'eau chaude. La partie du corps atteinte doit rester dans cette eau jusqu'à son refroidissement. Ensuite la couvrir et la maintenir à chaud. Pas besoin de répéter.

## Cas 92:

**Muguet (champignon qui se développe dans la bouche).**

❖ Noix de coco. Se gargariser avec la première gorgée et rejeter
- Prendre quatre à cinq autres gorgés, garder un moment cette eau dans la bouche.

## Cas 93:

**Mycoses – Herpes (Eruption cutanée douloureuse d'origine virale)**

❖ Nîme ou Neem. Faire  bouillir une bonne quantité de feuilles pour avoir assez de liquide. Appliquer en compresses chaudes de 15 minutes, matin et soir.

❖ Safoutier (vulgairement appelé prunier). Griller les feuilles et les réduire en poudre. Mélanger cette poudre et l'huile de palme pour appliquer sur les lésions.

❖ Ail. Piler une gousse d'ail et frotter sur l'endroit atteint jusqu'à ce qu'il devienne rouge.

## Cas 94:

**Mal de nombril.**

❖ Piment. Ecraser les feuilles du petit piment, ajouter le jus d'un citron et faire lécher au malade matin et soir.

**Cas 95 :**

**Morsure de vipère.**

- ❖ Après avoir posé un garrot qui doit être desserré toutes les 20 minutes, il faut inciser (ouvrir) les blessures laissées par les dents de la vipère, puis aspirer le sang si on n'a pas de blessures à la bouche puis désinfecter à l'eau de javel.

- ❖ Faire manger et avaler l'écorce du Safoutier (prunier) par le malade.

- ❖ Brûler un peu de cheveux de la personne mordue. Mélanger la cendre avec de l'huile de palme et lui faire avaler.

- ❖ Embaumer la morsure avec le cérumen extrait de l'oreille.

**NB** : Le malade ne doit pas manger et doit éviter les excitants comme le café, le thé, les boissons alcoolisées etc...


**Cas 96 :**

**Cardiopathie (maladie du cœur).**

- ❖ Bouillir dans deux litres d'eau 50 feuilles du corossolier pilées. Ajouter à la cuisson 10 citrons coupés. Filtrer et prendre matin et soir le liquide chaud.


**Cas 97 :**

**Choléra (bis)**

- ❖ Mettre dans une assiette les peaux de bananes (cochon) brûlées et réduites en cendres. Mettre de l'eau. Filtrer avec une passoire et boire régulièrement.


**Cas 98 :**

**Obésité (cure d'amaigrissement).**

❖ Citron + pamplemousse. Découper en tranches très fines, trois citrons et deux pamplemousses. Faire bouillir pendant 15 minutes dans un litre d'eau. Boire deux verres matin midi et soir. (Pour maigrir sans danger)

**Cas 99:**

**Oreillon.**

❖ Cendre chaude. La mélanger avec un demi-verre d'eau et embaumer les joues du malade. Attendre le soir pour laver sa face.

❖ Argile + citron + eau. Mélanger dans un verre d'eau, une cuillerée à café d'argile et le jus de citron. Boire jusqu'à la guérison. Embaumer la partie malade avec une autre préparation et laisser en place pendant trois heures.

**Cas 100:**

**Paludisme (traitement curatif)**

❖ Papayer + Eucalyptus.

Faire bouillir pendant 10 minutes trois grosses bottes de feuilles de papayer dans un litre d'eau. Ajouter deux grosses bottes de feuilles d'eucalyptus et laisser bouillir deux minutes encore.

Boire un demi-verre trois fois par jour pendant cinq jours. Pour un adulte accompagner ceci par un bain de ce produit deux à trois fois par jour.

❖ Papayer + Eucalyptus + goyavier.
Faire bouillir pendant 10 minutes une grosse botte de tiges feuillées de goyavier. Ajouter une  grosse botte de feuilles de papayer. Laisser bouillir 5 minutes puis ajouter une grosse botte de feuilles d'eucalyptus et laisser bouillir une minute. Utiliser une fois par jour en bain de vapeur ou une à deux fois par jour en bain – lavage. Durée du traitement trois jours.

❖ Manguier. Faire bouillir pendant 10 minutes une poignée de feuilles de manguier dans un litre d'eau. Boire deux à trois fois par jour pour pouvoir beaucoup uriner.

**Attention** : Utiliser les feuilles fraîches ou sèches, soit de papayer, soit de l'eucalyptus, soit du goyavier, soit du manguier. Chaque décoction doit être conservée 12 heures au maximum.

❖ Barbe de maïs et citronnelle. Faire bouillir dans un litre d'eau, une poignée de barbe de maïs. Ajouter une poignée de citronnelle et laisser infuser six à dix minutes. Filtrer et boire en ajoutant le jus de citron et du miel. Boire à volonté pendant trois à quatre jours.

❖ Nîme ou Neem. Faire bouillir pendant 15 minutes à 20 minutes 40 feuilles dans un litre d'eau sucré.

❖ Oignon et persil. Découper un gros oignon, et le faire bouillir pendant 10 minutes dans un litre d'eau. Ajouter une ou deux poignées de persil, et laisser bouillir cinq minutes encore. Laisser infuser 10 minutes. Boire un verre avant les repas de midi et du soir, et un verre au coucher.

❖ Ndolé. Extraire le jus des feuilles non cuites et boire 1 verre 3 fois par jour.

**Cas 101:**

**Paludisme (traitement préventif).**

❖ Papayer. Préparer en décoction (20 mm) une feuille sèche dans un litre d'eau. Boire un verre tiède tous les 15 jours.

**Cas 102:**

**Plaie.**

❖ Tronc de bananier. Presser un morceau de tronc et laisser couler la sève sur la plaie.

❖ Carotte. Râper une carotte fraîche et appliquer sur la plaie.

❖ Jus d'oignon. Nettoyer la plaie à l'eau et au savon et y mettre le jus d'oignon.

❖ Fruit de papayer. Faire couler le latex qui coule des fruits  sur les plaies infectées pour le soigner.

❖ Mettre la pâte d'aloès vera sur la plaie. Couvrir de compresse et bander.
Répéter tous les 3 jours, jusqu'à la guérison.

## Cas 103:

**Panaris ou mal blanc. (Inflammation aigue des doigts ou des orteils)**

❖ Faire un pansement avec un jaune d'œuf et laisser en place toute la nuit.

❖ Appliquer sur le doigt malade, la mie de pain enveloppée dans une pelure d'oignon cuite sous la cendre. Renouveler.

## Cas 104:

**Pertes blanches**

❖ Utiliser le jus d'aloès vera comme lavement vaginale.

## Cas 105:

**Palpitation.**

❖ Œuf du village + lait. Battre un œuf du village et du lait jusqu'à obtenir un mélange homogène. Boire le mélange tous les trois jours.

❖ Argile + citron + miel. Mélanger une cuillerée d'argile + un demi-citron + une cuillerée de miel + un verre d'eau. Laisser le mélange fermenter toute la nuit et boire matin à jeun sans se brosser les dents. Opération à  répéter jusqu'à la guérison complète.

**Cas 106:**

**Pellicules.**

❖ Bouillir dans un litre d'eau, quatre poignées de feuilles fraîches de patate douce. Se laver les cheveux avec cette lotion une fois par semaine.

**Cas 107:**

**Piqûre d'abeille.**

❖ Couper la tête de poireau, pour frotter vivement la partie piquée. L'acide du poireau décompose le venin l'enflure et les douleurs qui disparaissent en quelques minutes.

**Cas 108:**

**Purification du sang.**

❖ Ail + citron + eau. Râper une gousse d'ail. Ebouillanter avec un verre d'eau chaude. Couvrir immédiatement ceci et passe la nuit. Au matin, tamiser et ajouter le jus d'un citron boire doucement avant le petit déjeuner. Durer du traitement 25 jours.

**Cas 109:**

**Maladies de la peau : (Eczéma......)**

❖ Aloès vera. Enduire la partie malade avec le suc d'aloès vera.

❖ goyavier. Bouillir les feuilles fraîches jusqu'à ce que l'eau devienne foncée. Utiliser la décoction pour se laver.

**Cas 110:**

**Poison de nuit.**

❖ Mélanger trois têtes de roi des herbes avec trois grains de ndôông, le matin au réveil, mâcher et avaler (Roi des herbes non fleuris).

**Cas 111:**

**Poison simple.**

❖ Mâcher une feuille d'aloès vera.

❖ Lécher le cérumen.

❖ Prendre un à trois litres de lait pendant trois jours.

❖ Boire de l'eau mélangée au miel (quatre cuillerées à soupe dans un verre d'eau).

**Cas 112:**

**Rougeole.**

❖ Citron + miel. Presser un citron dans un demi-verre d'eau chaude, ajouter une cuillerée à café de miel. Boire à plusieurs reprises.
❖ Eucalyptus. Mettre une poignée de feuilles sèches dans un litre d'eau bouillante, laisser reposer 10 minutes. Ajouter une cuillerée à soupe de miel et un citron. Filtrer et faire boire.

❖ Huile de palmiste. Consommer une cuillerée de cette huile trois fois par jour.

**Cas 113:**

**Règles douloureuses.**

❖ Chou. Appliquer les feuilles de chou sur le bas ventre pendant deux à trois heures ou plus selon le cas.

❖ Papayer. Faire coucher la femme sur un lit couvert de feuilles de papayer jusqu'à la cessation des douleurs.

❖ Citronnelle et piment. Faire boire une décoction des racines de citronnelle et du fruit de petit piment.

❖ Persil. Préparer 5 minutes en décoction, une grosse poignée de persil (semences, feuilles ou racines) dans un litre d'eau. Laisser infuser 15 minutes et boire deux tasses par jour avant le repas.

❖ Papayer. Laver et faire bouillir quatre morceaux de racine de papayer dans trois litres de vin blanc ou d'eau pendant 50 minutes. Boire un verre matin et soir.

❖ Argile + citron + sel. Dissoudre une cuillerée à café d'argile dans un demi-verre d'eau. Ajouter un peu de sel et boire.

**Cas 114:**

**Rate.**

❖ Feuilles de taro et d'éru. Bouillir pendant 10 minutes dans 1 litre d'eau, six feuilles de taro et une poignée de feuilles d'éru. Utiliser en lavement aux doses suivantes : deux petites poires à l'enfant de trois à six mois. Une poire moyenne à l'enfant de 7 à 24 mois. 1 verre à partir 36 mois.

**Cas 115:**

**Rachitisme.**

❖ Consommer régulièrement avec le jus de citron les carottes râpées.

**Cas 116:**

**Mal des reins**

- ❖ Chou. Boire un à deux verres de jus de chou par jour.

- ❖ Maïs. Faire une décoction de 15 minutes de une à deux poignées de barbe de maïs dans un litre d'eau. Boire à plusieurs reprises dans la journée.

- ❖ Citron. Cure de citrons

Boire : 1er jour le jus d'un citron

2ème jour le jus de 2 citrons

3ème jour le jus de 3 citrons.

Augmenter progressivement d'1 citron chaque jour jusqu'à 7 citrons le 7ème jour puis régresser d'1 citron chaque jour pour se retrouver à 1 citron du 13ème jour. Recommencer à 1 citron le 14ème jour pour monter et descendre. Cure de 29 jours.

**Cas 117:**

**Inflammation du rein.**

- ❖ Maïs. Faire bouillir à feu doux pendant 20 à 30 minutes deux poignées de barbe de maïs dans 3 verres d'eau pour obtenir un demi-verre de décoction. Filtrer et boire une ou plusieurs fois dans la journée. 6 mois.

**Cas 118:**

**Hématurie (sang dans les urines)**

- ❖ Chou. Placer en cataplasme, au bas du vendre, 3 épaisseurs de feuilles, la nuit et au besoin dans la journée.

**Cas 119:**

**Infection urinaire.**

- ❖ Eucalyptus. Préparer en décoction pendant une minute, 30 grammes de feuilles sèches dans un litre d'eau. Boire dans la journée en dehors des repas (4 à 6 jours).

- ❖ Manguier. Faire bouillir une poignée de racine hachée, dans cinq verres d'eau jusqu'à obtenir trois verres seulement boire matin midi et soir, jusqu'à la guérison.

**Cas 120:**

**Règles irrégulières.**

Bouillir une poignée de persil dans deux litres d'eau. Boire un verre matin et soir.

**Cas 121:**

**Stérilité féminine.**

- ❖ Igname. Faire bouillir pendant une heure, 30 feuilles sèches dans 1 litre d'eau. Filtrer et ajouter deux verres de miel avant de boire un verre trois fois par jour pendant 15 jours après le début des règles. Répéter ce traitement pendant six mois.

- ❖ Poireau. Bouillir dans un litre d'eau, pendant 20 minutes quatre gros poireaux. Boire trois verres par jours pendant la période féconde.

**Cas 122:**

**Réussir le sevrage.**

- ❖ Il faut, dès le dernier jour des seins préparer la pulpe de noix de palme et donner une cuillerée à soupe à l'enfant. deux fois par jour, ainsi l'enfant sera maintenu en santé après le sevrage.

**Cas 123 :**

**Sperme faible.**

❖ Mélanger lait de la noix de coco + une boîte de lait + un œuf du village. Faire boire une fois par semaine.

**Cas 124 :**

**Teigne**

❖ Frotter la partie malade avec le jus de citron.

**Cas 125 :**

**Tuberculose.**

❖ Tremper l'écorce du citronnier dans l'eau chaude. Boire un verre matin, midi et soir, jusqu'à la guérison.

**Cas 126 :**

**Trompes bouchées.**

❖ Mélanger le jus de 20 carottes râpées avec 5 pommes de terre. Ajouter une cuillerée à soupe de miel + deux citrons + trois cuillerées à café d'argile. Boire trois fois par jour un demi-verre de ce mélange.

**Cas 127 :**

**Toux**

❖ Corossolier. Faire une infusion de 13 feuilles + fleurs + bourgeons dans 1 litre d'eau bouillante. Boire

❖ Ail +Oignon. Couper en petits morceaux quatre gousses d'ail, deux gros oignons, deux doigts de gingembre. Faire bouillir dans un litre d'eau pendant 15 à 20 minutes. Sucrer avec le sucre ou le miel et boire à plusieurs reprises dans la journée.

❖ Citron + orange + pamplemousse. Mélanger les jus et boire.

❖ Manguier. Préparer en décoction dans un litre d'eau, une poignée de jeunes feuilles de manguier.

❖ gombo. Piler fruit, feuille ou racine et préparer deux verres dans quatre verres d'eau en décoction pendant 20 minutes. Boire matin, midi et soir.

❖ Papayer. Faire bouillir pendant 30 minutes, dans un litre d'eau, une poignée de racine.

❖ Oignon. Faire bouillir cinq oignons coupés en morceaux pendant une heure dans un litre d'eau. Filtrer et sucrer avec le miel six cuillerées à soupe ou le sucre.

## Cas 128 :

**Verrue (petites boules au visage).**

❖ Frotter avec le jus de citron et alterner avec le suc d'ail ou d'oignon. Tamponner avec le coton imbibé du suc.

## Cas 129 :

**Vomissement (nausée).**

❖ Citron ou orange ou gingembre (morceaux). Préparer en décoction et boire matin midi et soir. (Ecorces sèches pour citron et orange.)

❖ Orange (essence). Presser l'écorce du fruit et aspirer l'essence.

**Cas 130 :**

**Vertige.**

❖ Lait + soda. Mélanger un litre de lait non sucré avec une bouteille de soda. Boire un verre par jour.

**Cas 131:**

**Vers intestinaux.**

❖ Pour que le traitement soit efficace. Il faut faire préalablement un jeûne de 12 à 18 heures, suivi d'une diète à base de fruits frais et juteux. Cela permet de nettoyer l'intestin. Par la suite le malade mangera abondamment des salades de la laitue, d'oignons, de graines de courge et d'ail cru, le tout assaisonné d'un peu d'huile d'olive et de jus de citron.

❖ Ail. L'ail est spécialement efficace contre les ascaris, les anguilles, et le ténia. Préparation. Mettre dans de l'eau bouillante des gousses d'ail bien écrasées. Laisser infuser une heure, filtrer et boire en ajoutant du sucre. Il faut utiliser dans la préparation 40 gousses d'ail, 2 litres d'eau et 40 morceaux de sucre.

  o Donner aux enfants de 1 à3 ans une cuillerée à café le matin pendant  7 jours.

  o Aux enfants de 3 à 12 ans, une cuillerée à soupe le matin pendant 7 jours et aux adultes, deux cuillerées à soupe le matin pendant 7 jours.

❖ Lait et ail. Faire bouillir le lait pendant 3 minutes. Y ajouter 20 gousses d'ail. Fermer hermétiquement la marmite pendant la nuit. Boire le matin à jeun pendant 5 jours rester sans manger jusqu'à midi.
Donner 1 cuillerée à soupe aux enfants de 1 à 3 ans, deux cuillerées à soupe de 3 à 12 ans et un demi-verre pour les adultes.

❖ Papayer. (Ascaris et anguilles)

Manger 2 cuillerées à soupe de graines de papaye le matin à jeun pendant 2 jours.

❖ Citron. Ecraser un citron en entier avec écorce et pépins. Faire macérer 2 heures dans de l'eau sucrée ou miel ou au sucre. Filtrer et boire au coucher.

❖ Citron (suite). Verser une tasse d'eau froide (1/4 litre) sur un citron coupé en morceaux. Faire bouillir pendant 5 minutes. Couvrir et laisser refroidir. Prendre une tasse le matin à jeun.

**Attention : Voici quelques vertus de la pierre noire en poudre.**

o Mal d'estomac. Mélanger la poudre dans une tasse de café chaude puis boire.

o Règles douloureuses, perte blanche, mal du bas vendre. Mélanger la poudre avec le miel original puis lécher matin midi et soir au moment des règles pendant 1 à 2 jours.

o Poison ou poison de nuit. Mélanger la poudre noire avec l'huile de palmiste puis lécher.

o Hémorroïde. Mélanger la poudre avec l'huile rouge. Placer dans l'anus avec une tige de macabo.

o Fontanelle, dysenterie, nombril. Mélanger la poudre noire avec l'huile rouge. Laisser et oindre le nombril et en mettre sur la tête qui bouge.

o 6) Mal des reins et du dos. Blesser et coller la pierre.

# Deuxième partie : dictionnaire médicale des vertus.

**Ail** : soigne les infections d'estomac, d'intestins, du foie et de la vésicule biliaire, des poumons, fait baisser le cholestérol et l'hypertension. C'est un antibiotique.  Il faut manger 2 gousses crues par jour.

**Aloès Vera :**

C'est un bactéricide, un fongicide, un virucide,  un anti-inflammatoire. Il est utilisé contre la démangeaison, contre la fièvre, la constipation, l'asthme, la bronchite, les hémorroïdes des ulcères d'estomac, le diabète, l'arthrite,  l'arthrose, la toux, le rhume, le mal de gorge, l'infection urinaire, les blessures graves, les maladies des yeux, la  clarification du sang

Consommer 1 cuillerée à soupe de gel matin et soi
*(NB. Ne pas avaler la sève jaunâtre qui est toxique)*

**Ananas :** Combat la constipation, l'indigestion, le mal d'estomac. Boire 1 verre de fruit mûr avant les repas.

Infection urinaire et vers intestinaux. Bouillir ½ kg de fruits  verts. Manger le tout dans la journée. Repérer si nécessaire excès de poids. Bouillir les épluchures et boire le jus pendant la journée.

*NB : Pour  rendre tendre une viande dure, il faut l'envelopper une nuit dans les épluchures d'un ananas vert.*

## Arachide :

- ❖ Faire une décoction de 125 g de coques dans 1 verre d'eau. Réduire à ½ verre et boire le tout dans la journée pour L'hypertension
- ❖ Cholestérol. Cuire 125 g de coques dans de l'eau.

Boire 3 fois par jour.

## Avocat :

- o Rhumatisme. Râper et sécher 3 noyaux à l'ombre. Cuire cette poudre dans un litre  d'huile d'arachide et utiliser en massage 2 fois par jour.

- o Mal de gorge. Utiliser en gargarisme plusieurs fois par jour une décoction des feuilles fraîches.

- o Diabète. (Insulodépendant) infuser deux petites poignées des feuilles découpées dans 1 litre d'eau pendant 10 mn. Boire matin midi et soir.

- o Fatigue. Boire chaque jour une tisane de feuilles d'avocatier, ou consommer le fruit mûr à volonté.

- o Anémie. Consommer à volonté le fruit mûr

- o Croissance, convalescence : grossesse. Consommer le fruit mûr à volonté.

## Avocatier :

Contient dans le fruit, feuilles et noyaux les vitamines B, B5, B6, B9, E, K, ainsi que le potassium, le magnésium, le cuivre, le fer, le phosphore, le zinc et les acides gras insaturés.

- Elimine les douleurs de menstruation
- Prévient les troubles cardiovasculaires
- Rétablit la tension artérielle
- Réduit le mauvais cholestérol
- Régularise la circulation sanguine
- En infusion, les feuilles  sont bénéfiques pour l'hypertension
- Les graisses des  fruits assurent la santé du cœur
- Le  fruit traite le diabète. On conseille aux diabétiques de les manger.
- Manger un avocat par jour diminue le cholestérol.

*NB. Ne pas consommer les  avocats en même temps que les antis – dépresseurs.*

Les feuilles et son écorce sont déconseillées pendant la grossesse.

- Les feuilles sont indiquées pour les inflammations de la bouche et des gencives, les troubles digestifs, respiratoires, rhume, toux, engouement et glaire.

**NB**. *Le fruit augmente la production du lait. C'est la première nourriture du bébé.*

**Bienfaits du noyau d'avocat :** anti oxydant.
- Aphrodisiaque (stimule la libido)
- Traite l'asthme
- Est utilisé en infusion ou en poudre (séché)
- Antibiotique – antimicrobien
- Inhibe le développement des tumeurs.
- Soulage les douleurs articulaires.

## Basilic :

o Règles prolongées, boire une tasse de tisane chaude faite avec 2 cuillerée à soupe de feuilles et de l'eau chaude b) Retard des règles. une tasse d'eau chaude avec deux cuillerées à soupe de feuilles. Boire

o Vomissements – indigestion. Boire le jus ou mâcher quelques feuilles. Inhaler le jus pressé sur le dos de la main. 3 fois par jour.

o Hoquet. Presser 6 gouttes de jus de basilic dans chaque narine (Bien nettoyer les feuilles avant de les utiliser.)

o Rhume. Inhaler l'essence (odeur de basilic 2 fois par jour)

## Betterave :

o Cancer. Betteraves crues, râpées en salade. Boire le jus de betterave.

o Anémie. Boire jus de betterave et de carottes 1 verre 3 fois par jour.

o Blessures. Emballer les feuilles dans une feuille de bananier et passer aux cendres pour ramollir. Mélanger le jus avec l'huile de ricin et appliquer sur la blessure.

## Bananier :

o Saignement de blessures – plaies et cicatrisation. Piler les jeunes feuilles et appliquer la pâte sur la blessure en appuyant quelques minutes. Morceau de tronc, laissé couler la sève sur la blessure.

- o   Brûlure. Laisser couler la sève du tronc sur la brûlure

- o   Hémorroïde. Faire cuire 2 doigts de banane avec la peau. Consommer le tout.

**Citron :**

- o   Paludisme – toux – lait épais de la mère – boire le jus de cinq citrons matin et soir au coucher.

- o   gale – teigne – visage – rides – piqûres insectes – taches de noirceur. Se frictionner avec le jus après le bain.

- o   Mauvaises odeurs. Se nettoyer les aisselles et les arteils avec le jus.

- o   Vermifuge. Boire 4 cuillerées à soupe de jus au coucher.

- o   Rougeole. Boire 1 verre du composé citron + miel rouge, 3 fois par jour et pendant 1 semaine.

- o   Jaunisse. Boire ¼ de verre du composé citron + goyave + mangue toutes les 2 heures pendant 1 semaine.

**Carotte :**

- o   Vomissements diarrhées. Carottes crues râpées ou mangées entières ou bouillir ou écrasées.

- o   Muguet ou affections de la bouche. Nettoyer ou laver les carottes, les écraser et boire 1 verre de jus le matin à jeun.

- o   Ulcères d'estomac. Boire 100 à 500 g de jus par jour pendant 3 semaines.

- o   Sécrétion lactée. Le jus de carottes est indiqué pour la grossesse et l'allaitement.

- o   Digestion difficile. Utiliser le jus de carottes

**Chou :**

- o   Abcès – furoncles. Essuyer puis écraser. Appuyer trois épaisseurs sur l'endroit à traiter puis bander, laisser sur place quelques heures ou toute la nuit. Renouveler jusqu'au soulagement.

- o   Blessure. Appliquer les feuilles de chou, crues, écrasées. Cela contribue à assainir la plaie et à reconstituer les tissus et la cicatrisation. Renouveler le  pansement en nettoyant la plaie avec de l'eau salée avec  le sel de cuisine à raison de 1  cuillerée à café pour 1 verre.

- o  Brûlure. Appliquer immédiatement la feuille de chou pour éviter l'inflammation et prévenir les  suites  fâcheuses. Ecraser la feuille avant de l'appliquer.

- o  Entorse

Appliquer 3 ou 4 couches de feuilles de chou crues, écrasées. Bien envelopper toute la partie gonflées ou douloureuse.

- o  Mal de gorge- irritation – enrouement.

Appliquer sur la  gorge les feuilles de chou aplaties avec une bouteille.

- o  Insomnie

Le soir au coucher, appliquer 3 ou 4 feuilles crues de chou mâchées à la nuque.

- o  Les yeux irrités ou larmoyants, rouges, collés le matin. Introduire  le soir au coucher, quelques gouttes de jus de chou fraîchement pressées. Compléter par des applications des  feuilles de chou crues (3 ou 4) épaisseurs sur le  front. Garder la nuit.

- o  Règles irrégulières ou inflammation  de l'utérus.

Placer les feuilles  crues, bien charmées, écrasées avec une bouteille, sur le bas  ventre (3 épaisseurs  superposées). Couvrir avec un linge épais garder sur place 3 ou 4 heures ou toute la nuit.

**NB** : Le chou et l'argile sont deux  remèdes naturels qui se complètent admirablement. Tout traitement commence par la chou peut être terminé en profondeur par les applications de l'argile.

**Citronnelle :**

- o  Insectes. Brûler les  feuilles pour chasser les insectes

- o  Mal de dents et mauvaise haleine. Mâcher une feuille fraîche de la citronnelle 2 à 3 fois par jour.

- o  Paludisme et fièvre.

Bouillir dans 2 litres d'eau, 2 poignées d'herbes fraîches ou séchées à l'ombre. Boire cette préparation pendant la journée.

- o  Mal  d'estomac

Infuser 15 g de  feuilles fraîches dans 1 litre d'eau et  boire après le repas. Conserver la tisane chaude dans le thermos

- o  Les  hémorroïdes

Faire bouillir 2 poignées de feuilles sèches ou fraîches avec une poignée d'écorces de manguier ou d'eucalyptus dans 5 litres d'eau. Verser la tisane obtenue dans un  bassin, s'y asseoir pendant 20 mn.

**Courge :**

o   prostate

Les graines de courge peuvent diminuer le  grossissement de la prostate. Fait disparaitre l'inflammation de la prostate et bloque la multiplication  des cellules.

Elles ne peuvent pas faire disparaitre une hypertrophie déjà installée. (Hypertrophie : augmentation exagérée du volume de la prostate)

o   Anti- inflammatoire urinaire

Les graines de courge agissent sur la vessie, la désenflamme et la détend. Elles sont indiquées dans les cystites, la hernie de la  vessie, besoin constant d'uriner, manger la purée ou la pulpe sauté pour les hémorroïdes, la constipation  et l'insuffisance rénale.

**Corossol :**

o   Cancer traite divers types de cancers sans attaquer les cellules saines, renforce le système immunologique.

o   Traite diarrhées, dysenteries, tension nerveuse, insomnie, diabète, réduit les effets secondaires de la chimiothérapie, augmente le nombre de globules rouges. Détruit les  cellules cancéreuses, prévient les infections urinaires, la toux  et  le  rhume. C'est un agent antimicrobien.

Utiliser le jus de fruit ou l'infusion des feuilles.

**Eucalyptus**

o   Paludisme.

Faire bouillir pendant 10 mn dans 5 litres d'eau, 30   feuilles d'eucalyptus et 4 feuilles de papayer.

Adulte : 1 verre matin, midi et soir

Enfant : un demi-verre matin et soir.

o   Paludisme chronique

Faire  bouillir pendant 20 mn dans 4 litres d'eau, 1 poignée de feuilles d'eucalyptus, 1 poignée de feuilles de  goyavier et 5 feuilles de papayer.

Adulte : un verre matin, midi et soir

Enfant : un demi-verre matin et soir.

**_NB_** : *Faire un bain de vapeur une fois par jour.*

o   Fièvre typhoïde

Faire bouillir 20 mn, dans trois litres d'eau, 4 morceaux de racine d'eucalyptus, 15 feuilles de goyavier.
Adulte : un verre matin et soir
Enfant : un demi-verre matin et soir.

o Bronchite, toux et rougeole

Faire bouillir pendant 1 heure dans 1 litre d'eau, 1 poignée de feuilles d'eucalyptus, 4 citrons et un demi-verre de miel. (Ajouter  miel et citron après refroidissement dans le traitement de la rougeole)
Adulte : 1 cuillerée à soupe toutes  4 heures
Enfant : 0 à 3 ans 1 cuillerée à café 4 fois par jour.
3 à 10 ans 2 cuillerées à café 4 fois par jour.

o Dysenterie gastro-entérite

Bouillir pendant 15 mn dans 1 litre d'eau, 30 grammes de feuilles d'eucalyptus.

**Eau :**

Traite l'une ou l'autre des maladies suivantes :
o Maux de tête, hypertension, anémie, arthrite, rhumatisme

o paralysie, obésité, palpitation du cœur, fatigue  générale

o Taux, asthme, bronchite pulmonaire, tuberculose.

o Méningite, hépatite, foie, rein

o dysenterie, ulcération intestinale, constipation, diabète, hémorroïde.

o Hémorragie ophtalmique (des yeux)

o Menstruation irrégulière, pertes blanches, cancer de l'utérus, cancer du sein.

o Infestions de l'oreille, de la gorge, du nez

o Rhinite (inflammation du nez)

o Laryngite

**Mode d'emploi**
Boire six verres d'eau sans s'arrêter le matin. Le soir ne mange pas juste avant d'aller au lit.

**Posologie : 60 kg et plus = 6 verres – 55 kg = 5,5 verres,
50 kg = 5 verres   – 45 kg = 4,5 verres – 40 kg = 4 verres,
35 kg = 3,5 verres – 30 kg =  3 verres   – 25 kg =  2,5 verres**

**20 kg = 2 verres    -  1,5 kg = 2 verres**

**Gingembre :**

❖ frais ou séché

o  Contre l'indigestion et les nausées, l'inflammation, le cholestérol, les vomissements, la toux.
Préparation : laisser tremper 30 g de racine  broyée dans un litre d'eau. On peut sucrer avant  de boire.

o  Cancer
Utiliser le gingembre et le miel.

o  Douleurs musculaires et maux de dos
Broyer le rhizome et y ajouter une cuillerée d'eau. Extraire le jus et y ajouter une quantité  d'huile de palme ou d'arachide égale à celle du jus. Bien mélanger pour frotter les parties douloureuses matin et soir.

**Goyavier :**

o  Diarrhée
Faire bouillir une poignée d'écorce ou de jeunes feuilles de goyavier pendant 20 minutes dans 1 litre d'eau. Filtrer la solution et y ajouter du sucre et une pincée de sel. Faire bouillir le mélange pendant une minute. Recueillir le jus dans une bouteille et le compléter à un litre avec de  l'eau bouillante. Boire dans la journée. Boire assez de liquide ou de l'eau pour éviter la déshydratation.

o  Plaies saignantes
Faire bouillir deux poignées de feuilles  fraîches dans un litre d'eau, pendant une heure. Filtrer la solution et utiliser pour nettoyer la plaie.

o  Les ulcères de la peau
Piler une poignée de feuilles fraîches, les chauffer à petit feu dans une poêle, sans eau, y ajouter une cuillerée à café de sel et une cuillerée à café de sucre. Chauffer jusqu'à obtenir une couleur brune. Faire le cataplasme avec la pâte et l'appliquer sur les ulcères.

**Haricot vert :**
Le fruit ou cosse ou gousse ralentit l'absorption du sucre, il aide à mincir et à maintenir le nouveau poids. Il aide à éliminer l'eau en excès dans les tissus. Il aide à limiter la montée de la glycémie après le repas.

o  Albuminurie. jus de gousse ; boire un demi-verre par jour.

o  Diabète légère. Laisser macérer toute la nuit, une poignée de gousses (enveloppés) séchées ou (deux poignées) de gousses  fraîches dans un litre d'eau.

Passer  le lendemain et boire 3 tasses par jour hors du repas. Boire un demi-verre de jus de gousses chaque jour.

o   Fatigue générale – Asthénie
Boire un demi-verre de jus de gousses par jour.

**Hibiscus :**

o   Abcès, anthrax, Furoncle.
Ecraser la fleur en bouton et la feuille puis appliquer la pâte.

o   Fièvre.
Boire infusion des fleurs

**Moringa :**

o   Abcès, anthrax, Furoncle
Placer un cataplasme de feuilles, racines et écorces pilées.

o   Allaitement
Préparer les feuilles en légume ou soupe et consommer.

o   Anémie des enfants.
Préparer les feuilles et fleurs en légume ou soupe et consommer.

o   Blessures et plaies
Piler les feuilles avec le sel et appliquer sur la blessure.

o   Conjonctivite
Instillation du jus des feuilles et des fleurs.
o   Constipation
Prendre au repas, un bol de feuilles cuites.

o   Entorse – contusion
Piler feuilles racines et écorces et placer en cataplasme.

o   Gale
Racine + écorce
Feuilles
Feuilles + huile
Renouveler le traitement jusqu'à la guérison.

o   Morsure
Mâcher la racine fraîche et appliquer sur la morsure

o   Rhumatisme et arthrite
Macérer  dans l'eau, feuilles, racines et écorces et boire.

**Maïs :**

o Diabète

Préparer en décoction, 5 mn, un à deux poignées de barbe sèche de maïs dans un litre d'eau. Boire 3 à 4 fois dans la journée.

o Jaunisse – Hépatite

Préparer en décoction, dans un litre d'eau une à deux poignées de barbe de maïs et boire.

o Mal des reins – Néphrite

Préparer en décoction pendant 15 mn, une à deux poignées de barbe de maïs. Boire plusieurs fois dans la journée.

**Manguier :**

o Aphtes

Utiliser en gargarisme une décoction de 15 mn d'écorce de manguier.

o Mal de dents

Mâcher des feuilles tendres de la cime

o Diabète

Couper en morceaux 4 à 5 feuilles fraîches par tasse d'eau. Bouillir 5 mn. Boire deux tasses par jour, après les deux repas, pendant plusieurs semaines.

Feuilles sèches réduites en poudre prendre 1 cuillerée à café par jour au petit déjeuner.

o Hémorroïdes

Faire bouillir un demi-kilogramme d'écorce dans deux litres d'eau, laisser reposer deux heures. Filtrer et laisser refroidir, faire le bain de siège.

o Rétention d'uriner

Faire bouillir une poignée de racines hachées dans cinq verres d'eau, la réduire à trois verres boire matin, midi et soir jusqu'à la guérison.

o Rhumatisme – arthrites

Faire une décoction d'écorce. Utiliser en compresse chaude.

o Toux – Bronchite

Faire une décoction de jeunes feuilles une poignée dans un litre d'eau. Boire dans la journée.

**Igname :**

o Stérilité

Faire bouillir 30 feuilles sèches pendant une heure dans un litre d'eau avec 12 cubes de sucre.

Boire un verre trois fois par jour après le début des règles et pendant 15 jours. Répéter le traitement après 6 mois.


**Ndolé :**

o   Gale

Frotter le corps avec des feuilles fraîches écrasées. Laisser pendant quelques minutes. Laver le corps à l'eau et au savon. Appliquer le jus de Ndolé et laisser sécher.


**Oignon :**

o   Abcès – anthrax – furoncle.

Cataplasme chaud (oignon chauffé sous les cendres)


o   Angine (mal de gorge)

Mélanger le jus d'un oignon au vinaigre.  Utiliser en gargarisme, rejeter après. A répéter 2 à 3 fois par jour, en dehors des repas.


o   Blessures – plaies

Bien nettoyer la plaie à l'eau et au savon. Appliquer le jus.


o   Convulsion

Inhalation du jus d'oignon.


o   Diabète

Faire bouillir pendant 10 minutes trois gros oignons + un citron mûr coupé en quatre + un litre d'eau. Laisser refroidir et filtrer.

Boire  un verre matin à jeun

Un verre après le repas de midi

Un verre après le repas du soir

o Diarrhée – Dysenterie – gastro- entérite

Boire 4 cuillerées à café de jus pur 3 à 4 fois par jour.


o Fatigue générale ou asthénie

Consommer oignon cru ou oignon macéré quelques heures dans l'huile d'olive.


o Hémorroïdes

Ecraser oignon cru ou cuit, ajouter un peu de beurre ou de pomme de terre râpée. Appliquer à l'anus au coucher et maintenir, enlever le matin.


o Otite

Ecraser l'oignon, l'emballer dans du coton, puis presser trois gouttes dans l'oreille. Renouveler trois fois par jour.


**Oranger :**

o Arthrite – Rhumatisme.

Boire le jus de deux à trois oranges le matin à jeun et une heure après les principaux repas.


o Vomissements

Faire une décoction d'écorces sèches. Boire matin, midi et soir.

**Pomme de terre :**

o Brûlure

Râper la pomme de terre crue et utiliser en cataplasme


o Diabète

Boire un demi-verre de jus de pomme de terre crue quatre fois par jour pendant un mois.


o Mal d'estomac

Boire le jus de pomme de terre.

**Patate douce (couleur rouge)**

- o   Allaitement – Anémie

Faire bouillir deux poignées de feuilles tendres dans deux verres d'eau. Laisser cuire quelques instants et consommer le tout.


- o   Constipation

Prendre le soir au repas un à deux bols de feuilles cuites.


- o   Mal de dents

Piler les feuilles et délayer la pâte dans l'eau chaude. Faire les bains de bouche trois fois par jour.

Mâcher les feuilles. Laisser la pâte là où ça fait mal. Répéter au besoin.


**Papayer :**

- o   Blessures – plaies

Bien laver la feuille verte, l'écraser et l'appliquer en cataplasme

Poser une feuille verte sur la plaie maintenir et renouveler.


- o   Plaie infectée

Fruit vert fraichement cueilli. Laver la plaie à l'eau et au savon. Blesser le fruit et faire couler la sève sur la plaie.

Couvrir avec la pelure. Laisser agir 15 à 30 mn. Enlever la pelure et laver la plaie à l'eau bouillie et refroidie. Renouveler le traitement au besoin. Faire le pansement avec la feuille verte de papayer. Répéter le traitement une à deux fois par jour.


- o   Constipation

Consommer chaque matin au petit déjeuner, un bon morceau de papaye mûre.


**NB** : Pour le bébé, Faire boire le jus de papaye mûre.

o   Mal de dents

Sécher la racine, réduire en poudre et la mettre dans le trou de la dent


o   Digestion difficile

Manger un morceau de papaye mûre au cours du repas.


o   Maladies génitales

Appliquer les feuilles fraîches broyées localement.


**Petit piment :**

o   Amibiase

    Prendre trois petits piments, matin et soir pendant trois jours


o   Blessure – plaie

    Masser sur la cicatrice les feuilles fraîches froissées, aide à une bonne cicatrisation.


o   Mal de dents

    Faire chauffer le mélange de piment et d'huile. Insérer dans le trou de la dent malade l'ouate trempée dans l'huile pimentée, après avoir lavé la bouche.


o   Paludisme

    Consommer le fruit frais ou sec avec la nourriture.


o   Règles douloureuses

    Préparer en  décoction, les racines de la citronnelle et le fruit du petit piment. Boire.


o   Jaunisse – Hépatite

Bien mélanger la poudre de l'écorce (une cuillerée à soupe une demi cuillerée à café de sel) dans l'eau très bouillante.

Boire en deux reprises dans un demi litre d'eau, durée de traitement 10 jours.

o Paludisme (préventif)

Faire en 20 mn une décoction de feuilles sèches dans un litre d'eau. Boire tiède un verre tous les 15 jours.

o Paludisme (traitement curatif)

Préparer en décoction pendant 10 minutes, trois bottes de feuilles dans cinq litres d'eau – Se laver chaque soir trois à cinq jours  et boire un verre de décoction.

Préparer en décoction pendant 20 mn, une feuille sèche dans un litre d'eau. Boire tiède un verre dès qu'on sent les premiers signes de paludisme.

o Règles douloureuses

Faire coucher la femme sur un lit de feuilles fraîches de papayer tant que dure le malaise

o Maux de tête – Migraine

Prendre deux feuilles vertes. Les déchirer en morceaux et y verser de l'eau bouillante. Boire un verre deux à trois fois par jour.

o Toux - Bronchite

Faire bouillir pendant 30 minutes et filtrer, une poignée de racines dans un litre d'eau. Boire le tout en un jour.

**Persil :**

o Pour faire tarir le lait.

Appliquer des feuilles froissées sur les seins.

o Digestion difficile

Préparer en infusion ou en décoction, une poignée de feuilles fraîches dans un litre d'eau.

o Règles douloureuses

Préparer en décoction 5 minutes, une grosse poignée de feuilles ou racines dans un litre d'eau. Laisser infuser 15 mn et boire deux tasses par jour avant les repas.

o Rhumatisme – Arthrites

Préparer en infusion deux poignées de persil dans un litre d'eau bouillante. Boire à volonté dans la journée.

**Safoutier ou Prunier :**

o Mycose – Herpès

Griller les feuilles, les réduire en poudre, mélanger la poudre avec l'huile de palme et appliquer sur les lésions.

**Tabac :**

o Poux.

Faire bouillir les feuilles fraîches .Utiliser l'eau de cuisson pour laver la tête 2 à 3 fois par jour.

www.ingramcontent.com/pod-product-compliance
Lightning Source LLC
Chambersburg PA
CBHW051225250726
48655CB00006B/2601